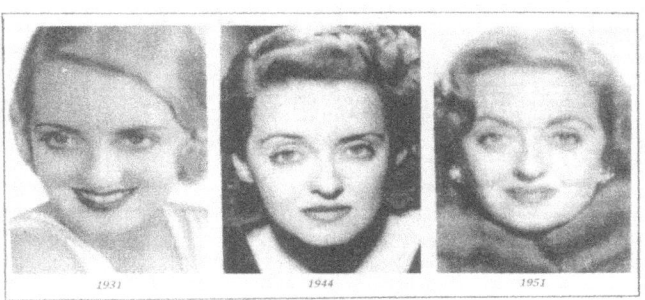

BETTE DAVIS (1908 - 1989)

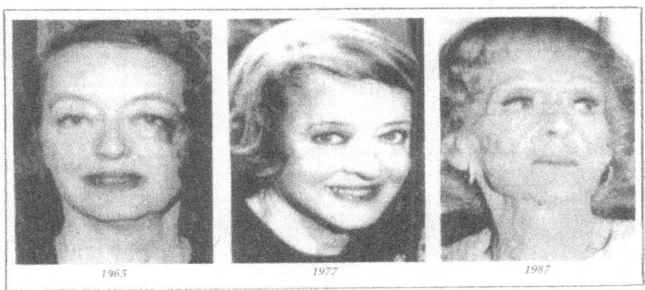

Peter Joh. M. Zuidweg

1

HET GELAAT

EEN ONTDEKKINGSREIS NAAR KARAKTER EN PERSOONLIJKHEID

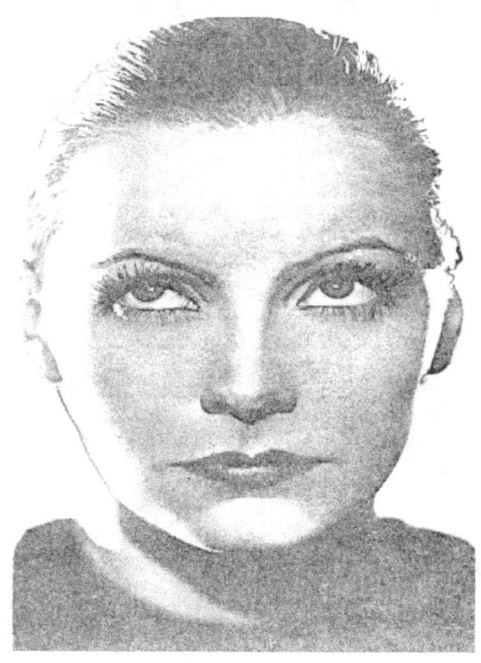

ALS WE WILLEN WETEN HOE EEN ANDER IN ELKAAR
STEEKT, DAN IS HET BELANGRIJK DAT WE DE JUISTE
REGELS WETEN TEN OPZICHTE VAN DE OMGANG EN
DE WAARNEMING MET EN VÁN ANDEREN.
IN DIT BOEK BESTEEDT DE AUTEUR AANDACHT AAN
FYSIOGNOMISCHE ZAKEN MET BETREKKING TOT DE
GELAATSSDIAGNOSTIEK VAN WAARUIT MEN TOT DE
DE JUISTE WAARNEMINGEN KAN KOMEN

INHOUDSOPGAVE

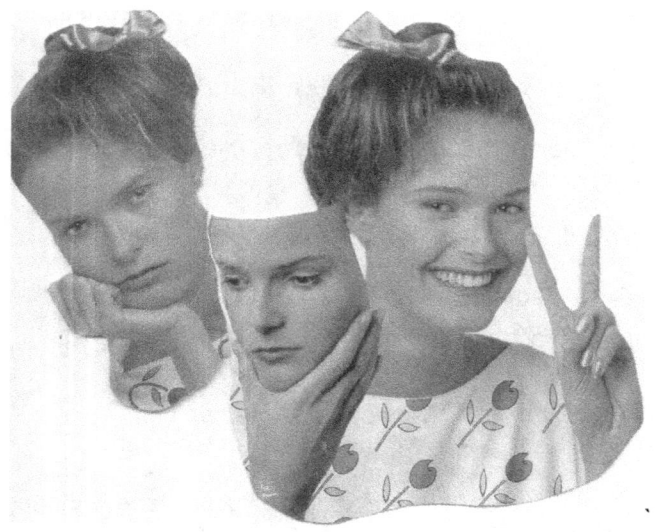

Een mensenkenner dient in staat te zijn zelfs uit een schijnbaar gering detail inzicht te krijgen in iemands karakter- en persoonlijkheidsstructuur. Een korte blik van hem of haar dient voldoende te zijn om de ander te doorzien

Hans Lungwitz

Opmerking

Dit boek zal gelezen worden door mannen en vrouwen. Niet overal zal dit naar voren komen. De lezer wordt verzocht om overal waar dit van toepassing kan zijn, voor **man** ook **vrouw,** voor **hij** ook **zij**, voor **hem** ook **haar** en voor **lezer** ook **lezeres** te lezen. Ook dient men voor het begrip het '**gelaat**' ook het begrip het '**gezicht**' te lezen

HET GELAAT

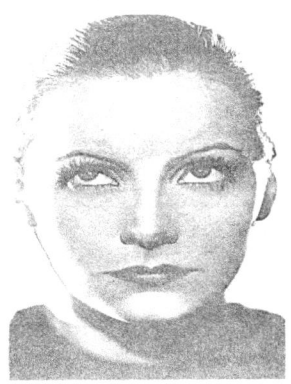

EEN ONTDEKKINGSREIS NAAR KARAKTYER EN PERSOONLIJKHEID

Ieder mens zou beter met anderen kunnen communiceren of althans beter met anderen kunnen omgaan als hij de 'taal' van het menselijke gelaat leerde kennen. Vele beweren dat het gelaat de spiegel is van de menselijke ziel. In ieder geval kan men zeggen dat het gezicht het meest intrigerende deel is van het menselijk lichaam.

"Het gelaat – een ontdekkingsreis naar karakter en persoonlijkheid" is dan ook een ondersteunend boek, bedoeld voor hen die geïnteresseerd zijn in bepaalde gelaatkundige en fysiognomische aspecten en zich daarin willen ontplooien en verdiepen. De hoofdstukken zijn beperkt tot de meest voorkomende zaken en laat aan de hand van onder meer de linker- en rechtergelaatshelften zien hoe wij ons menselijk beoordelingsvermogen kunnen gebruiken en ontwikkelen.

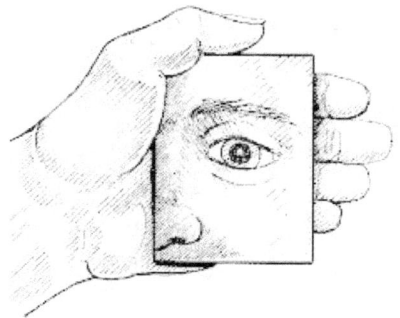

Spiegel van het gelaat

De gevoelens en stemmingen plegen zich op het gelaat te weerspiegelen en soms komen ze ook in bijkomende lichame- lijke gedragingen tot uitdrukking. Wij zien vreugde van iemands gelaat stralen, een welgemeende lach tot uitdrukking komen, de toon in de ogen fonkelen of we 'lezen' van iemands gelaat ver- driet of verveling af. Deze dergelijke inwerkingen van ons ge- voelsleven op ons lichaam verlopen spontaan, zodat het uiterst moeilijk is om het doorleven van diepe emoties voor anderen verborgen te houden. Waar voorbijgaande gevoelens hun stem- pel op onze uiterlijke verschijning zetten, is het begrijpelijk dat van langdurende doorwerkende stemmingen nog veel diepere werking van ons lichaam c.q. gelaat zal uitgaan.

Het is dan ook geenszins verwonderlijk te achten dat men daar een knagend verdriet of een zich voortdurend onbevredigend voelen uiteindelijk ziek kan worden.

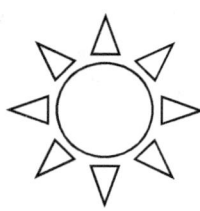

Inleiding

Toen ik mijn loopbaan als gastheer in Amsterdam startte, kwam ik al snel tot de ontdekking dat dienstverlening méér was dan het dienst verlenen en gastheerschap alleen. Ik merkte dat ik naast mijn opgedane, theoretische en praktische vakkennis ook andere eigenschappen eigen diende te maken om met mensen c.q. gasten om te gaan.

Een fout of vergissing bij mijn vaktechnische uitvoering van dienst verlenen en gastheerschap werd nog wel vergeven en vergeten, maar een fout of vergissing in mijn omgangsvormen werd in vele gevallen niet verontschuldigd of vergeten.

Mijn dienstverlening en gastheerschap diende tegemoet te komen aan het verwachtingspatroon en de doelstelling van mensen c.q. gasten, met andere woorden: iedere gast(e) onderging die 'gastvrijheid' anders. Wat voor de één 'gastvrijheid' betekende, betekende 'ongastvrijheid' voor een ander.

Wat in mijn opleiding over het hoofd was gezien, diende ik nu bij te gaan schaven om beslagen ten ijs te komen.

Ik diende meer aandacht te schenken aan mijn houdings- en omgangsvormen, aan bepaalde etiquette, aan tact, aan zelfbeheersing, aan tolerantie, aan oplettendheid, maar vooral aan het begrip 'mensenkennis'.

Ik werd mij ervan bewust dat juist dat laatste heel belangrijk voor mij was om als zogenaamd 'contactfunctionaris' te functioneren.

Met de juiste kennis zou ik in staat zijn, uit schijnbaar onbelangrijke details, de hele persoonlijkheids- en karakterstructuur van anderen op te bouwen en ik behoefde slechts mijn gasten te observeren om te weten te komen wie ik voor mij had en hoe ik hen diende te behandelen en aan te pakken. Mijn interesse voor mensen, hun gedrag, hun gebaren, hun gedragingen, hun signalen, hun prikkels en hun handelingen werd geboren.

7

De stelling van de schrijver G. Meredith: "Waarnemen is het duurzaamste van alle genoegens des levens", was nu ook op mij van toepassing, doch het werd een weg van praktische ervaring. George Meredith was een belangrijk man in de Engelse literaire wereld.

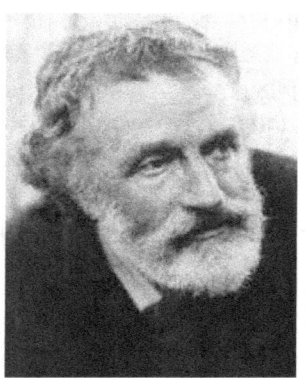

George Meredith

Portsmouth, 12 februari 1828 – Box Hill, 18 mei 1909, was een Engelse romanschrijver en dichter in de Victoriaanse tijd.

Met steun van mensen, die al wat meer van het leven wisten, zoals bepaalde chefs waaronder ik werkte, met vallen en opstaan, met schade en schande, met vallen in kuilen en greppels, deed ik drie stappen voorwaarts, deed er twee achterwaarts, maar ik won er steeds één.

Maar ik kan de lezer(es) verzekeren dat het belangrijke stappen waren die mij verder brachten in de omgang met anderen en gasten.

In mijn werk als docent 'dienstverlening' en 'houdings- en omgangsvormen' bracht ik mijn opgedane ervaringen over op mijn

8

studenten en in mijn werk werd ik gegrepen door de theorie van de Amerikaanse wetenschapper, psychiater en fysiognomist **Dr. Waldemar Wolff**.

Hij kwam met een interessante, maar onwaarschijnlijke theorie dat het 'ware' gelaat twee kanten liet zien, namelijk, dat de '**bewuste, alledaagse persoonlijkheid'** te zien was in de rechter gelaatshelft en hij meende dat de linkerkant daar en tegen het '**donkere, diepere onderbewustzijn van het karakter'** toonde. In zijn theorie, die door velen als onzinnig werd en wordt beschouwd, ging ik mij verder verdiepen.

Door mijn onophoudelijke en nauwkeurige observatie ontstond een voor mij onuitwisbare gelaatsundig systeem. In deze theorie is het dus zo dat de rechterhelft van het gezicht kan '**verhullen'** wat de linkerhelft vertelt.

Probeer maar eens in een gesprek geruime tijd het linkeroog van je gesprekspartner te kijken: het lukt je niet dat opgemerkt te doen. Zelfs twee geliefden kijken naar elkaars rechteroog. Zij werken daardoor mee aan de grote 'verhullingstruc', die vele mensen in de menselijke omgang gebruiken.

Zouden we elkaar wat meer en beter in het linkeroog '**bekijken'**, dan zouden we minder snel worden opgelicht, belogen, in de war gebracht, bedonderd of op het verkeerde been worden gezet en eerder in de gaten hebben wat zich achter het 'masker' van de ander verborgen ligt.

De linkerhelft van het gelaat verraadt namelijk **hoe** en **wat** wij voelen; de rechterhelft toont ons hoe de ander zichzelf gezien wil hebben.

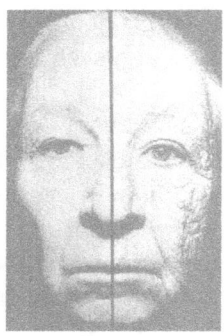

De **rechterhelft** van het gelaat is *confrontatief*
De **linkerhelft** van het gelaat is *identificatief*

De **linkerhelft** van het gelaat laat dus zien welke invloeden op ons hebben ingewerkt en wat wij gevoelsmatig opnemen. De **rechterhelft** verhult waar we op afgaan en wat we aan het 'leven' geven. De linkerhelft trekt naar zich toe en de rechterhelft gaat er tegenover staan.

Dit boek laat ons aan de hand van de gelaatsbewegingen, gelaatslijnen, en gelaatszones zien hoe we ons menselijk beoordelingsvermogen kunnen gebruiken en kunnen ontwikkelen en het boek is bedoeld voor hen die geïnteresseerd zijn in gelaatkundige aspecten en zich daarin willen verdiepen. Het is tevens opgezet om de belangstelling van hen, die de materie van de mensenkennis c.q. gelaatkunde niet of onvoldoende beheersen, te wekken en hun iets van deze kennis mee te geven.

Hopelijk zal men het hierbij dan niet laten en in het nu ontsloten terrein van de mensenkennis en fysiognomie verder binnendringen. Als dit gebeurt is het doel, dat ik mij gesteld heb, volkomen gerealiseerd.

IN DEN BEGINNE

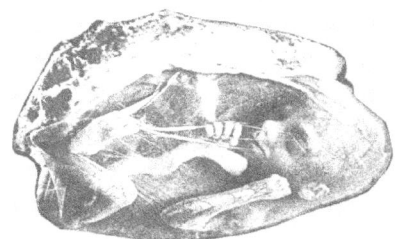

In de embryonale levensfase worden de 'regels' van ons menselijk 'spel' reeds vastgesteld. Karakter en gedrag worden in de
baarmoeder gevormd door ervaringen uit vorige levens en door
ervaringen opgedaan in de moederschoot. Daarom is de duur
van de zwangerschap (= prenatalefase) zo belangrijk.
Sommige ouders verwaarlozen deze periode en kijken alleen
maar met belangstelling naar het moment van de geboorte.
Een beoordelingsfout met vaak catastrofale gevolgen.
De ervaring van de geboorte geeft geeft de nieuwe mens het
vermogen al of niet met spanningen om te gaan.

.... en wat we verder dienen te weten ......

Het gelaat is hét meetinstrument voor de bepaling van het
menselijk karakter en de persoonlijkheidsstructuur

#

Ieder gelaat wordt gekenmerkt door zijn eigen unieke structuur
en lijnenspel, zoals de uniciteit van de vingerafdruk.
Zo geeft ieder gelaat zijn eigen unieke afdruk en waarin de
persoonlijkheid én het kara kter zijn vastgesteld.
#

11

Fysiognomische kennis (= gelaatkundige kennis), volgens de filosofie van Dr. Prof. Waldemar Wolff, is de gave om de gelaatsbouw, de gelaatslijnen en de gelaatsstructuur (= het weefsel) van de huid te herkennen onder de maskering van leeftijd, rimpels, make-up, face-lifts, siewraden en andere vormen van misleiding

#

Het bestuderen van het menselijk gelaat blijft een fascinerende bezigheid, vooral het gelaat van het vrouwelijk geslacht blijft de aandacht vragen voor een nadere beschouwing.

#

Maar ook het gelaat van de man kan een bron zijn van bestudering en het is interessant om er achter te komen de verschillen te ervaren tussen de mannnelijke en vrouwelijke uistraling en lijnenspeı

#

Het waarnemen van het gelaat van babies is evenzo fascinerend. Tijdens of onmiddellijk na de geboorte treedt de 'bewuste geest' bij de mens in. De gelaatslijnen, vooral aan de kakaterkant (= links) komen bij babies heel sterk naar voren en kunnen wij het karakterfundament al vrij goed inschatten en de persoonlijkheidslijnen (= rechts) zullen vooral de eerste vier levensjaren drastisch aan veranderingen onderhevig zijn.

#

In het lijnenspel en de structuur van hetb gelaat van jonge kinderen en pubers kan men al vaak de toekomstige levenssituaties en levenshoudin kristalliseren.

#

Bij een juiste beoordeling maakt het voor een goede fysiognomist of gelaatkundige niet uit of de desbetreffende persoon zich al of niet heeft opgemaakt. Alleeen de persoonlijkheidsstructuur is dan gewijzigd.

#

Bij het fysiognomisch of gelaatkundig analyseren van (pas)foto's dient men rekening te houden met het verschijnsel 'schaduw'. Het zou verwarring kunnen geven, omdat de 'schaduw'in het gelaat of gelaatshelft de wereklijke lijnen beïnvloeden.

#

In velecosmetica- en reclameadvertenties wordt 'verbetering' van het gelaat gesuggereerd door gebruik te maken van een bepaalde stand, hoek, lichtinval, systeem of iets derglijks, doch de 'kijk(st)er' wordt misleid.
In de schoonheids- en vermageringsreclames wordt veelal gebruik gemaakt van dit soort misleiding of suggererende misleiding om de 'toekomstige' klant over de streep te krijgen.

#####

13

Gelaatsdiagnostiek

De gelaatkunde, ook wel **'fysiognomie'** genoemd, is het streven naar kennis van de 'gehele menselijke persoonlijkheid via de studie van het gelaat.

Aan het gelaat kunnen we meestal het ras, de sekse en de leeftijd gewoonlijk vaststellen. Ook verdriet, geluk, woede, teleursstelling en dergelijke kan men vaak van iemands gelaat 'aflezen'; ook bepaalde ziekten of ziektesymptomen gaan gepaard met typische uitdrukkingen van het gelaat.

De gelaatkunde houdt zich daarom bezig met de vraag of men uit de bouw van het gelaat iets kan opmaken over de geaardheid en natuurlijke gesteldheid van de mens.

Bij onze pogingen om achter de zielenroerselen van anderen, maar ook van ons eigen IK te komen, zijn we steeds maar op zoek naar methoden, ideeën en stellingen om het te ontraadselen en te ontdekken. We willen graag weten wat de 'goede' en de 'kwade' kanten zijn van de mens en waarom het 'uiterlijk' weer anders reageert dan het 'innerlijk'.

Ik geloof dat dit soort dualisme voor iedereen een gevoelsstrijd is waarmee men dagelijks geconfronteerd wordt.

Toch weet ik dat het menselijk gelaat ons belangrijke aanwijzingen geeft omtrent dat dualisme. Belangrijk hierbij is dat we duidelijk inzicht moeten krijgen in de spierbewegingen van het menselijke gelaat.

Door het gelaat te observeren zullen we tot de ontdekking komen dat het gelaat in bijna alle gevallen a-symetrisch is en het is interessant om te zien hoé weinig mensen echt een volkomen symetrisch gelaat hebben.

Als we onze blik richten op portretfoto's of geschilderde portretten dan zien we ook dat het gelaat bijna alle a-symetrisch zijn.

14

Zo ziet men bij een goede bestudering al heel gauw dat de **rechterzijde** van het gelaat andere tekenen weergeven dan de **linkerzijde** van het gelaat.

Sommige mensen hebben ook vaak een gevoel - in het bijzonder vrouwen - dat de ene kant beter is dan de andere kant. Ik denk wel eens dat er ongetwijfeld mensen zijn die graag een gelaat zouden willen hebben van hun twee 'goede' kanten.

Veel onderzoek in de **rechter-** en **linkerzijde** van de gelaatskenmerken werd verricht door de Amerikaanse psychiater, wetenschapper, auteur en fysiognomist **Dr. Waldemar Wolff**.

Zijn theorie en juist zijn bevindingen en ervaringen spraken mij heel erg aan en ik experimenteerde zo'n 20 jaar lang met zijn stellingen. Naast de bevindingen van Dr. Prof. Waldemar Wolff, kwam ik zelf ook tot verrassende ontdekkingen en ik ben er van overtuigd dat Dr. Waldemar Wolff gelijk heeft gekregen met zijn stelling: dat men uit het **linkergedeelte** van het gelaat de innerlijke karakteristieke eigenschappen kan halen en dat het **rechtergedeelte** van het gelaat de uiterlijke kenmerken weergeeft.

Mij is ook gebleken dat in bijna alle situaties het rechterdeel van het gelaat vaak het linkerdeel overvleugeld, zodat we vaak bij het observeren en het beoordelen van de karakteristieke eigenschappen in de war worden gebracht of althans op het verkeerde been worden gezet.

Het kan lofwaardig zijn wanneer men anderen vertrouwd, maar dikwijls moeten we een hoge prijs voor dat vertrouwen betalen. Hoe vaak gebeurt het niet, dat we teleurgesteld worden door iemand, van wie we meer verwachtte dan hij "wezenlijk" kon, die het in hem gestelde vertrouwen beschaamde, zodat we ontnuchterd moesten vaststellen dat het vertrouwen in die iemand geheel misplaatst was.

Het is verstandiger dergelijke fiasco's te voorkomen door bijtijds de zwakheden en gebreken van een ander te onderkennen en er bij onderlinge betrekkingen rekening mee te houden.

Advies: Observeer en neem scherp waar en leer aan de hand van onweerlegbare tekens en signalen de **persoonlijkheid** en het **individuele karakter** van een ander juist te taxeren.

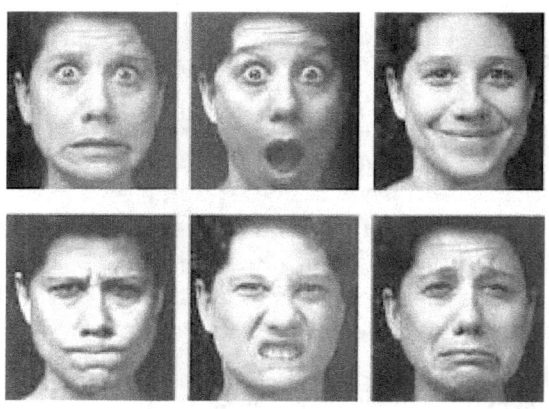

HOOFDSTUK 1

De eerste stappen

Niets is zo fascinerend als het observeren én het beoordelen van mensen en of we het nu realiseren of niet, maar iedereen is in mindere of meerdere mate geobsedeerd door de uiterlijke verschijningen van andere mensen. In wezen is dit observeren, ook al doen we het onbewust, al menselijk gedrag waarnemen.

De '**praktijk**' van het observeren ligt overal: in de familiekring, op straat, op de markt, in de winkels, bij de bushalte, op het station, op het vliegveld, in bus, vliegtuig of trein, in een café of restaurant, in en op het werk, in het theater, in school en dergelijke.

Vele mensen gaan zomers op een terras zitten, niet alleen vanwege het drankje en de gezelligheid, maar uitsluitend met het doel: "Lekker mensen kijken, die langs gaan". Je ontdekt dan de grote verscheidenheid aan mensen, aan houdingen en verschijningen.

Het observeren van dat menselijk zichtbaar vertoon in die niet-experimentele situatie, kan degene die observeert iets leren, niet alleen over de ander, maar juist ook over zichzelf. Daarom behoort het analyseren van mensen, het bestuderen van zijn persoonlijkheid, zijn karakter en zijn zielenleven, tot de meest interessante bezigheden van het leven.

Het besef van dit analyseren was al heel vroeg bekend en men vindt het terug in oude Chinese, Arabische, Perzische en Romeinse gezegden en spreuken. Ook de Bijbel, de Koran en andere oudere geschriften geven diverse aanwijzingen hieromtrent. Ook de vele uitvoerige geschriften van vroegere filosofen, schrijvers, dichters, geleerden en wetenschappers blijkt dat het onderwerp zeer actueel was.

Onder andere **Aristoteles, Archimedes, Hypocratus, Pythaghoras, Plato** en **Socrates** namen de gelaatkunde heel serieus. Zij bestudeerden en beschreven de vele kenmerken van het gelaat en deden er veel aan om de gelaatswetenschap in aanzien en populariteit te doen stijgen. Vooral in de klassieke en Romeinse tijd was een "gelaatslezer" een eerbaar beroep.

Door de gehele geschiedenis heen ziet men steeds weer mensen opstaan die aandacht gaven en boeken publiceerden over gelaatkundige details en hun kenmerken.

17

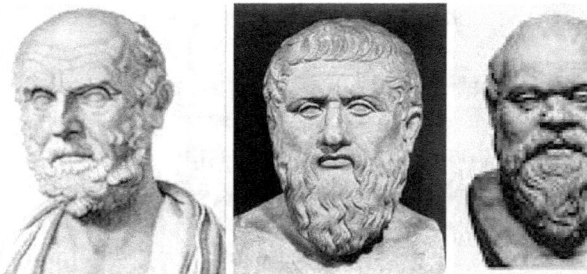

Hypocratus van Kos (Kos ca. 460 v. Chr. – Larissa 370 v. Chr) & Plato (Athene, ca. 427 – aldaar, 347 v.Chr.) & Socrates (Athene, ca. 470 v.Chr. - aldaar, 399 v.Chr.)

Gelaatkunde (= fysiognomie) is dus een studie op zichzelf, die heel veel inzicht, overleg en vooral 'praktische' ervaring vereist, zoals **Johann Kaspar Lavater** (1741 – 1801) in zijn werken over gelaatkunde laat zien. Ondanks zijn vele inspanningen en zogenaamde 'bewijzen' én ondanks dat zijn werk gedurende een eeuw de gelaatkunde zou domineren, is zijn 'theorie' helaas steeds ongeloofwaardiger geworden.

Wie zich tot 'mensenkenner' wil ontwikkelen, mag beslist niet stilstaan bij wat basiskennis of boekenwijsheid. Nee, hij zal ook dienen te trachten zijn onderzoekingen thuis, op straat, op het werk, op het sportveld, in winkels, in bus, vliegtuig of trein, in het theater en dergelijke voort te zetten. Men zal verder door een zorgvuldige waarneming en een analysering daarvan, zelf kennis en inzichten dienen te verzamelen voor een grondige studie van karakter, persoonlijkheid en gelaatstrekken.

Wie goed waarneemt of observeert registreert bepaalde gedragshoudingen, gedragssignalen en gedragsgebaren en we zouden ons moeten afvragen waarom en hoe die ontstaan.

Men kan alleen al uit iemands gedrag en uit de wijze waarop iemand zich beweegt, verscheidene conclusies trekken omtrent wat er in hem omgaat, zoals :

Als iemand met het hoofd naar beneden kijkt, dan denkt hij altijd aan iets uit het 'verleden'. Hoe méér de blik naar beneden, hoe méér het verleden een rol speelt. Hoe traumatischer het verleden, hoe meer het lichaam en het hoofd reageert. Men zegt niet voor niets: "Gebukt gaan onder zorgen". (= het verleden)

Kijkt iemand recht vooruit, dan houden de gedachten zich bezig met dingen en problemen van het ogenblik (= het heden).

Kijkt iemand daarentegen met het hoofd omhoog, dan zal men hoogstwaarschijnlijk bezig zijn met toekomstige zaken, oplossingen en/of problemen. (= de toekomst)

Uit onderzoeken blijkt dat mensen, die met de ogen naar boven kijken, het visuele gebied in de hersenen aanspreken en wanneer ze naar beneden kijken, het emotionele gebied.
Het schijnt zelfs zo te zijn dat wanneer iemand naar rechts kijkt (voor de toeschouwer dus links) nieuwe visuele indrukken worden opgedaan en wanneer iemand naar links kijkt (voor de toeschouwer dus rechts) het visuele geheugen wordt geraadpleegd. Mensen die omhoog kijken tijdens het nadenken worden ook wel 'beelddenkers' genoemd.
Uit andere onderzoeken blijkt dat de hersenen bij pessimistische mensen beter werken wanneer ze naar beneden kijken, terwijl de optimisten de ogen naar boven richten wanneer ze na- denken. Het zou dus beter zijn pessimisten hun kijkgedrag

te versterken door hun natuurlijke gewoontes te laten doorbreken en aan te sporen hen naar boven te laten kijken
Bij het analyseren en bij het besluiten van een juiste mening dienen we wel bedacht te zijn op een tweetal bedreigende gevaren:

1. We dienen te vermijden teveel waarden te hechten aan bepaalde details of door af te gaan op bepaalde eigenaardigheden of door iemand gelijk te voorzien van een 'etiket' om zo een vernietigend oordeel te vellen. Bij het analyseren gaat het er immers om **alle** indrukken en waarnemingen te verzamelen, want alleen met een **totale indruk** kan en mag men een oordeel over iemand uitspreken.

2. We mogen ons niet vasthouden of laten leiden door bepaalde gezegden of uitspraken omdat zij zo vaak gehanteerd worden, zoals: 'Negers houden niet van werken', 'Langharigen - zijn werkschuw', 'Dikke mensen zijn lui', 'Fransen houden van lekker eten", 'Asielzoekers komen alleen maar voor het geld', Italianen zijn charmeurs', 'Pubers zijn recalcitrant', 'Joden zijn niet te vertrouwen', enzovoorts.

We dienen de geschiedenisboeken er maar op open te slaan om te zien dat dergelijke uitspraken veelal afkomstig zijn van mensen die er een tegenstander mee wilden treffen. Wat dat betreft zegt ons de vervolging van Joden, zigeuners en homofielen uit de Tweede Wereldoorlog al genoeg. Zelfs in onze huidige tijd met al zijn nationalistische tendensen laten mensen en bevolkingsgroepen zich weer veelal leiden door 'verkeerde' uitspraken.
In de mensenkennis is het altijd gevaarlijk te generaliseren, omdat het bewezen is dat ieder mens, ongeacht ras, sekse, cultuur, leeftijd en milieu, altijd uniek is en dat ook zal blijven.

Alleen een nauwgezette praktische studie kan men zich tot 'mensenkenner' ontwikkelen. De 'praktijk' is niet te leren langs de weg der boeken. Ervaring en ondervinding zijn de beste leermeesters om zich te ontplooien. Wel kunnen bepaalde boeken ondersteunend zijn door raadgevingen en aanwijzingen.

Het is dus raadzaam ook bepaalde werken te bestuderen, zodat men meer te weten kan komen over menselijke gevoelens, stemmingen en persoonlijke eigenaardigheden.

p.s.

Uit universitaire onderzoeken blijkt dat de mens banger is voor gevaren die van links (= karakterkant) komen dan voor de gevaren van rechts (= persoonlijkheidskant). Zo werden mensen geconfronteerd met onder meer tornado's, nucleair afval, hondenpoep en zwervers. Wanneer nu de gevaren van links van hen bevonden of op hen afkwamen, neigden de deelnemers toch sneller te vluchten. Een verklaring zou kunnen zijn dat de deelnemers van links naar rechts lazen. Als we vanuit die hoek naar de wereld kijken, betekent dit dat we gevaar van rechts tegemoet zien en er dus op kunnen anticiperen

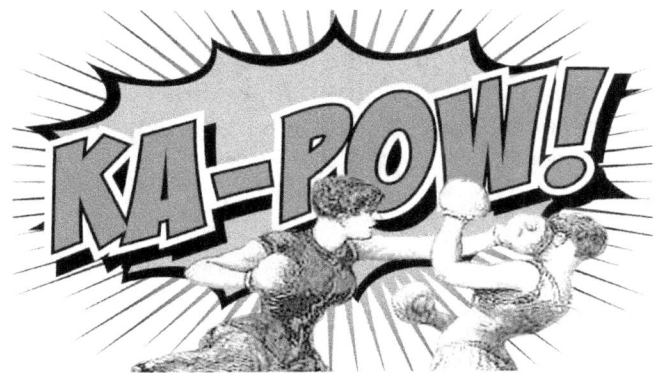

HOOFDSTUK 2

Het menselijk vermogen tot beoordelen

Het is menselijk niet moeilijk boosheid, verdriet, geluk, teleurstelling of plezier in iemands gezicht te herkennen. Uit onderzoekingen weten we dat we mensen vrij goed kunnen taxeren, dat we hun temperament en gevoelens kunnen beoordelen en hun goede en minder goede eigenschappen kunnen afwegen.

Emoties en gevoelens kunnen we, als we dat werkelijk willen, heel goed beoordelen, omdat het fundament van de emotionele en gevoelsexpressies, evenals de middelen om ze te herkennen, in ons karakter ligt opgeslagen.

Het is zelfs zo dat er bij mensen maar weinig behoefte bestaat om te leren hoe wij die emoties en gevoelens dienen te onderdrukken of hoe wij ze dienen te herkennen.

Jonge kinderen en pubers hebben al vaak de '**bekwaamheid**' om emoties en gevoelens van anderen (in het bijzonder hun ouders) te herkennen. Zelfs baby's weten een onderscheid te maken tussen een vriendelijk, lachend, verdrietig of een boos gelaat en men ziet dat dit 'mechanisme' zich snel en verrassend ontwikkelt.

De inrichting en de werkingswijze van emoties en gevoelens is niet alleen bij de mens aangeboren, maar blijken ook volkomen universeel te zijn. We zien namelijk dat de meeste emoties en gevoelens via standaarduitdrukkingen tot stand komen en welk algemeen zijn voor alle mensen in de wereld.

Is niet ieder mens gevoelig voor een menselijk glimlach ? De betekenis van zo'n glimlach wordt door iedereen herkend en begrepen.

Pijn, angst, verdriet en dreiging, ze nemen over de hele wereld allemaal dezelfde vorm aan. Zelfs nauwelijks waarneembare emoties en gevoelens schijnen overal gelijke vormen aan te nemen.

Op het gebied van het herkennen van emoties en gevoelens schijnt geen grens te zijn voor leeftijd, ras, cultuur, sekse of nationaliteit.

Het is voor de mens in vele gevallen onmogelijk om vele van zijn emoties of gevoelens te verbergen, omdat ze door volkomen automatische fysieke processen teweeg worden gebracht, die we vervolgens niet onder controle hebben.

Wetenschappelijk is aangetoond, dat, wanneer een plotselinge en onverwachte gebeurtenis plaatsvindt, adrenaline in het bloed wordt vrijgemaakt en de kleine bloedvaten zich ogenblikkelijk samentrekken, waardoor ze het bloed verliezen en het gelaat 'wit' wordt. Het hart gaat sneller kloppen, de keel wordt gespannen om de luchtwegen open te houden. Deze 'veranderingen' produceren het 'angstige gezicht', een gelaatsuitdrukking die instinctief door iedereen, die het ziet, wordt herkend.

Zo is men in staat om bepaalde emotionele en gevoelsuitdrukkingen van personen op (pas)foto's te herkennen, maar toch blijft de werkelijke beweging van de mens de allerbelangrijkste beoordelingsfactor, want uit de bewegingen kunnen we de juiste emoties en gevoelens van de mens aflezen.

Ook een nauwkeurige waarneming van de oogbewegingen en de kijkrichting kunnen ons een heleboel vertellen. Ieder mens is namelijk zeer bedreven in het gebruik van zijn ogen. Hij kan door die oogbewegingen anderen laten zien dat hij kwaad, verdrietig, gelukkig of ongelukkig is of dat men zich aangetrokken voelt tot de ander. Seksualiteit bijvoorbeeld wordt sterk beïnvloed door de wijze waarop de ogen worden gebruikt.

Vrouwen - en dat is bewezen - zijn vaak nauwkeuriger in hun zien, horen, waarnemingen en beoordelingen dan mannen. Misschien komt dit door hun meer kwetsbare sociale positie die hun vervolgens emotioneler, gevoeliger en bewuster hebben gemaakt voor oogbewegingen en signalen van oprechte gevoelens van warmte en genegenheid.

Van wezenlijk belang bij een beoordeling of wanneer we conclusies moeten trekken over iemands emoties en gevoelens, over persoonlijkheid en karakter, is de samenhang van de mens en zijn omgeving.

Mensen worden vaak 'aantrekkelijker' beoordeeld wanneer zij worden waargenomen in ruimten die ze zelf prettig en esthetisch vinden. Het blijkt dat een intiemer omgeving en zaken die door kleding, make-up, haardracht en sieraden opgeroepen worden, een hele grote invloed heeft op het beoordelen van anderen. Zelfs de juiste herkenning van emoties en gevoelens hangt af van wat wij weten van die lichamelijke samenhang.

Niet alleen die lichamelijke samenhang en achtergrond is van belang, maar uiteraard ook de daarmee verband houdende informatie, zoals opvoeding, milieu, sociale klasse en cultuurachtergronden. Dit soort invloeden kunnen beslissend zijn bij iedere beschouwing over de nauwkeurigheid van de beoordeling.

Sommigen zijn in staat door hun aard of door training extraverte (= naar buiten gerichte) expressie in hun gelaatsemoties te leggen, terwijl anderen in staat zijn die expressie in hun gelaat te onderdrukken en dus introvert (= naar binnen gericht) lijken.

Het is daarom een vereiste bij elke beoordeling te weten te komen of we nu met een werkelijk extravert of met een werkelijk introvert persoon te maken hebben voor we conclusies trekken omtrent iemands persoonlijkheids- en karakterstructuur.

Naast bovengenoemde achtergronden en aspecten komt voor een juiste beoordeling nog een ander aspect om de hoek kijken en wel de samenhang van de persoon en zijn beroep.

In bepaalde beroepen, zoals bedienend personeel in restaurants, lokettistes, stewardessen of receptionistes, worden als onderdeel van hun arbeid verwacht dat zij vriendelijk, overtuigend en altijd met een glimlach mensen c.q. gasten tegemoet

24

treden en het kan heel moeilijk zijn om er achter te komen hoe hun werkelijke emoties en gevoelens zijn. Vervolgens spelen ook de zogenaamde 'regionale' en 'nationale' en 'internationale' aspecten een belangrijke rol in de expressies.

Maar ondanks alle obstakels, die tijdens het beoordelen op onze weg komen, slagen we er vaak heel goed in de gevoelens van anderen mensen waar te nemen en te beoordelen, omdat de natuur ons nu eenmaal heeft toegerust met dat instinctieve menselijk vermogen.

Daarnaast hebben we ook een ingebouwd mechanisme van fijngevoeligheid die ons in staat stelt signalen - zelfs nauwelijks waarneembare - en die ontstaan door gedrag, beweging, gebaar, blik of stem, te definiëren. Zo zou men in staat kunnen zijn de signalen van de aangeboren eigenschappen als driften, drijfveren, neigingen en hartstochten te taxeren.

Juist omdat deze aangeboren eigenschappen achter het doen én laten van de mens zitten, heeft men meer tijd nodig, omdat het waarnemen en speciaal het beoordelen een grotere nauwkeurigheid vereist. Het is te moeilijk om de bepaalde karaktereigenschappen een korte en vluchtige waarneming op hun juistheid te beoordelen.

Er is tijd nodig om alle gedragingen van het menselijk karakter te observeren en te beoordelen. Ze dienen namelijk heel zorgvuldig gemeten en getaxeerd te worden in verhouding met de samenhang waarin wij deze menselijke natuurlijke gedragingen aantreffen.

Wij zouden in de verleiding kunnen worden gebracht om over een detail of over een bepaalde blik van het gelaat een oordeel te vellen, omdat we juist door dát detail of door dié blik getroffen worden. Het is aangetoond dat we bij het beoordelen erg ontvankelijk zijn voor veranderingen in het gelaat en we raken het 'spoor' bijster door make-up, sieraden, haardracht, sommige facelifts of als er een bril gedragen wordt.

Het kan zelfs zijn, dat we door een klein aspect in iemands verschijning ons aanzet om iemand met achting te omgeven. Iets in het gelaat of de manier van bewegen of de manier van handelen kan ons positief aantrekken en elk oordeel over zo'n iemand wordt dan sterk 'gekleurd' door onze eerste positieve indruk.

Ieder oordeel dat we over zijn bewegen, spreken, handelen, gaven, vaardigheden, persoonlijkheid en karakter vellen, zal gunstiger zijn dan het misschien zou dienen te zijn. Zo gebeurt het natuurlijk ook omgekeerd. De eerste negatieve indruk zal van invloed zijn op onze latere oordelen over zo'n iemand.

Ook zou het kunnen zijn dat degene die we waarnemen en moeten beoordelen ons herinnert aan iemand met een soortgelijk uiterlijk, stem of blik die we in ons 'verleden' hebben gekend of meegemaakt. Misschien iemand die in ons leven veel betekende en voor wie we sterke gevoelens koesterde of misschien iemand die in ons leven voor verwarring zorgde en die ons leven negatief beïnvloedde.

Onze beoordeling van zo'n iemand zal dan vaak dien overeenkomstig zijn, want al deze vroegere indrukken en gevoelens, die we jaren geleden ondervonden, komen dan weer in onze herinnering terug en hechten zich onmiddellijk vast aan diegene die voor ons staat en die moeten beoordelen.

Hoe tegenstrijdig het vaak ook is, maar ons verlangen naar verstandelijkheid én ons verlangen naar 'oorzaak en gevolg' leidt ons juist naar onjuiste oordelen over mensen.

Het blijkt vaak dat wij ons zelf onder enorme druk zetten om bepaalde beslissingen te rechtvaardigen of om redenen te vinden voor die beslissingen.

In het hele menselijke verkeer is het oh zo verleidelijk om mensen in 'hokjes' te plaatsen. Het is namelijk een prettig en geruststellend gevoel om mensen in hun eigen afzonderlijke groepen te verdelen. We hebben dan richtlijnen hoe we ons dan tegenover zo'n groepspersoon dienen te gedragen, welke houding we tegenover zo'n iemand dienen aan te nemen en hoe we ons tegenover zo'n iemand dienen op te stellen.

In bovenstaand verband kunnen we denken aan 'groepen' als: 'vluchtelingen', 'asielzoekers', 'Joden', 'woonwagenbewoners', 'asocialen', 'militairen', 'politieagenten', 'parlementsleden', 'politici', 'negers', 'zigeuners', 'vredesactivisten', 'prostituees', 'schooljeugd', 'studenten', 'pubers', 'hangjongeren', 'ouden van dagen', 'homo's', 'lesbiennes', 'Islamieten', 'moslims' en ga zo maar door.

Uit ervaring en door het lezen van kranten, boeken en tijdschriften weet ik zeker dat bijna ieder mens zijn eigen persoonlijke 'verzameling' van groepen heeft, waarvan hij van mening is dat ze hem 'informeren' om zich met hen wezenlijk in te laten.

Hebben wij namelijk iemand 'veiligheidshalve' geplaatst en in zijn eigen 'hokje' ingedeeld, dan denken wij wat we van zo'n iemand kunnen verwachten.

De vraag komt nu of dit soort beoordelen menselijk wel gerechtvaardigd is, want ook binnen die 'groepen' zijn ontelbare menselijke variaties te vinden. De mensen, die we dikwijls in één bepaalde groep proberen te verzamelen, zijn in feite, ieder op zich, een apart en uniek wezen.

Elke poging nu om mensen in een, door ons gecreëerde groep te stoppen, druist tegen elke geweten in, het is onjuist en het is zelfs onrechtvaardig.

Doch helaas heeft in onze maatschappij zo'n indeling al heel diep wortel geschoten en daardoor krijgen sommige mensen al gelijk een vast 'etiket' opgeplakt, wat vervolgens heel moeilijk is om het weer af te weken. Men verwacht gewoon dat allen die tot een bepaalde groep behoren dezelfde persoonlijkheids- en karaktereigenschappen hebben.

Ik weet dat heel veel feiten ons onmiddellijk tegenspreken, maar het blijkt dat bekwame, intelligente mensen in dit soort vergissingen verstrikt kunnen raken.

Natuurlijk verschilt een mens van dit soort vergissingen weer van mens tot mens. Sommigen lijken er meer ontvankelijk voor dan anderen. Zo zijn er velen die geen plaats kennen voor onderscheid. Een mens is 'goed' of 'slecht', 'eerlijk ' of 'oneerlijk', enzovoorts.

Het is soms zo, als sommigen geconfronteerd worden met één of ander feit, bijvoorbeeld de huidskleur van diegene die vóór hen staan, dan besluiten ze vaak tot de eigenschap waar men toevallig tegen is.

Als men bijvoorbeeld een duidelijke antipathie heeft tegen negers, dan zal hij iedereen met een zwarte huidskleur als 'neger' bestempelen en zal hen bepaalde karakteristieke eigenschappen toebedelen en die, volgens hun vastgeroeste mening, bij een 'temperament van negers' horen. Andersom geldt dat natuurlijk ook. Als iemand een antipathie tegen bijvoorbeeld 'blanken', 'Arabieren' of 'Aziaten' heeft, dan zal men alles doen om voor hen gebruikelijke karakteristieken te ontdekken.

Blanke mensen denken vaak dat mensen van andere rassen gewelddadiger, minder vlijtig en minder intelligent zijn en handelen dienovereenkomstig, met alle gevolgen van dien.

Naast het ontvankelijk zijn voor de verschillende eigenschappen dienen we ook rekening te houden met zogenaamde 'logische vergissingen'.

Zo'n vergissing ontstaat wanneer we tot de gevolgtrekking komen, dat de persoon, die vóór ons staat, een bepaalde eigenschap moet bezitten, omdat we de aanwezigheid van een andere eigenschap hebben 'ontdekt' en waarvan men aanneemt dat die er mee samengaat.

Vele 'mensenkenners' nemen aan, dat ook bijvoorbeeld 'intelligentie' samengaat met ijver en energie, wilskracht met kundigheid, kracht met geweld, enzovoorts.

Helaas dient men te stellen dat zo'n overeenkomst nóóit algemeen is en door mijn ervaringen en de omgang met mijn leerlingen, studenten en anderen, kan ik dit ook bevestigen.

Zo'n vergissing ontstaat uit een 'figuurlijke veralgemening', zoals bijvoorbeeld het voorbarig tot de slotsom komen dat mannen met ruige en volle wenkbrauwen ook beslist een ruw, hard en nors karakter hebben of iemand met een stevige, gespierde nek de fijne roerselen van het leven ontgaat en traag denkt of wanneer iemand met fijn zacht haar goedmoedig en vreesachtig moet zijn.

Niemand is er ook maar óóit in geslaagd om die verwantschappen tussen die fysieke (= lichamelijke) eigenschappen wetenschappelijk aan te tonen, ondanks de vele boeken en mededelingen die er over verschenen zijn.

Het is dan ook zo jammer dat gelaatkundige wetenschappers ons eeuwen lang zo'n verwantschap hebben voorgehouden. Zelfs nu nog verlaten zogenaamde fysiognomisten en 'mensenkenners' zich er op en geloven er ook nog stellig in.

Vele auteurs gebruiken - helaas dien ik te moeten zeggen - die ontvankelijkheid voor hun lezers voor dit soort onjuiste gevolgtrekkingen van die verwantschappen, teneinde meer inhoud te geven aan de door hun gecreëerde personen.

Ook detective-, dokters- en streekromans staan er vol mee en laten we over die goedkope en opgeblazen liefdes- en doktersromannetjes maar helemaal niet praten. Zelfs moderne boeken van hedendaagse gelaatkundigen en gedragswetenschappers kunnen er wat van. Ze staan vol met alle details en de daaraan verbonden verwantschappen waaruit zou moeten blijken hoe iemands persoonlijkheid en karakter er uit zou moeten zien.

29

Uit eigen ervaring weet ik wel dat dit soort vergelijkbare zaken verleidelijk en aantrekkelijk zijn bij een beoordeling, maar het doet de beoordeling geen goed.

Vele opmerkingen, ideeën en gevolgtrekkingen van de diverse 'mensenkenners' zijn op zich en verstandelijk gezien zeer interessant en aantrekkelijk en we zijn geneigd het bij onze eindbeoordeling als een vaststaand feit mee te nemen.

Het wezen 'mens' en zijn menselijke natuur is én blijft toch een interessant onderwerp en daarom zijn er zovele mensen er mee bezig, verschijnen er vele boeken en geschriften en lijken alle zaken, die die mensen er over zeggen en over schrijven, vaak van groot belang.

Maar een 'echte' waarnemer mag én moet zich niet laten leiden door een bepaalde visie, eenvoudigheid, tegenstrijdigheid of gevolgtrekking.

Het komt te veel voor dat mensen zich laten leiden door dat soort zaken en die 'theorie' komt veelvuldig voor in werk van gelaatkundigen en gedragswetenschappers.

Zelfs in de vele cursussen - en in het bijzonder de cursussen en lessen die gegeven worden bij parapsychologische, paranormale en esoterische instituten en verenigingen - laten ons 'betoveren' door een 'gevoel van zekerheid', die vele gelaatskundige regels lijken te verschaffen.

Ongetwijfeld verschillen mensen met betrekking tot het vermogen om persoonlijkheids- en karakterstructuren met succes te beoordelen. Sommigen zijn zelfs in staat om het 'wezenlijke' karakter en de persoonlijkheidseigenschappen van iemand snel te doorgronden.

Vaak ligt dit 'geheim' in hun eigen begaafdheid van karakter en vooral in hun persoonlijkheid. Mensen die goed kunnen waarnemen én beoordelen hebben meestal bepaalde interes- ses voor het sterke persoonlijke en natuurlijke van anderen. Vanuit die visie behandelen en analyseren zij hun gedachten en gevoelens serieus.

Het zijn ook dikwijls mensen met een grote gevoeligheid voor de gevoelens en emoties van anderen, zelfs ook vaak bij vrij gecompliceerde mensen.

Anderen daarentegen hebben meer tijd nodig om alle signalen van emotie en gevoel tot zich door te laten dringen. Hun interpretatie volgt een ander patroon. Zij leren vaak door vallen en opstaan een juiste beoordeling toe te passen.

Maar het spreekt ook voor zich, dat, wie zich tot 'mensenkenner' wilt ontwikkelen, altijd voorzichtig dient te zijn bij het spreken van 'goede' of 'slechte' oordelen, alsof er altijd maar 'goede' of 'slechte' mensen zijn. Voor het allergrootste belang is **wie**, **hoe** en **waar** er beoordeeld wordt.

Het welslagen is vaak groter als diegene, die waarneemt en beoordeelt, veel gemeen heeft met diegene, die wordt waargenomen en beoordeeld.

Niet alleen bewonderen wij mensen meer die op ons lijken, maar wij begrijpen ze ook beter, doch bij het juiste beoordelen gaat het vooral om de juiste eigenschappen die we proberen te begrijpen, te beoordelen en te analyseren.

Zo dient men ook te weten dat er eigenschappen zijn, zoals bijvoorbeeld agressie en verdriet, die makkelijker te ontdekken zijn, dan bijvoorbeeld het altruïsme in de mens.

We dienen ook heel goed te beseffen dat niet alleen de eigenschappen en de daaraan verbonden kleine details verschillen, maar dat ook de mensen variëren in 'zichtbaarheid'. Zo zijn er de zogenaamde 'open types' , die beter en gemakkelijker zijn te beoordelen dan de zogenaamde 'gesloten types'. Voor deze laatste categorie kan bij het beoordelen voor serieuze problemen zorgen.

Maar voor een 'mensenkenner', die zich wil ontwikkelen en ontplooien , zijn er genoeg houdingen, gebaren, bewegingen, trekken, signalen, uitstralingen en 'open gezichten' in de wereld van alledag, die hem kan voorzien van een heleboel informatie en aanwijzingen.

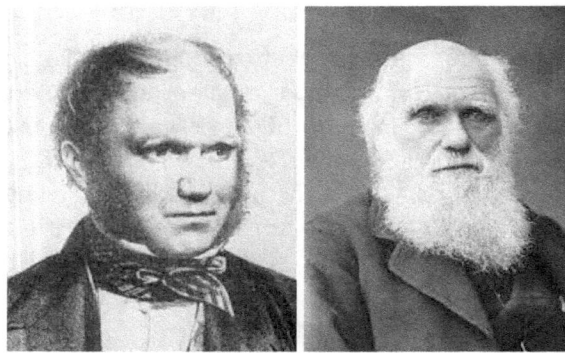

Darwin (12 februari – 19 april 1882)

Een prachtig 'object' om te beoordelen uit zowel het oogpunt van jongere en oudere leeftijd

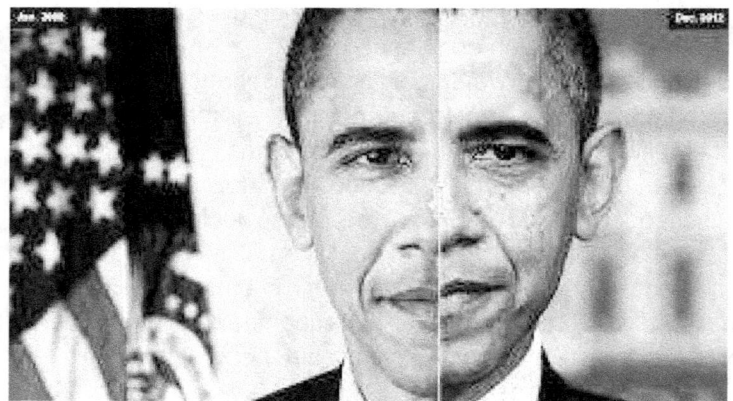

President Obama van de Verenigde Staten

HOOFDSTUK 3

Wat nog op te merken valt

De ooit legendarische Engelse schrijfster en dochter van de eerste Hertog van Kingston, Lady Mary Wortley Montagu (1689 – 1762), schreef ooit eens:

"Als het mode zou zijn om naakt te lopen, dan zou ons gelaat nauwelijks bekeken worden'

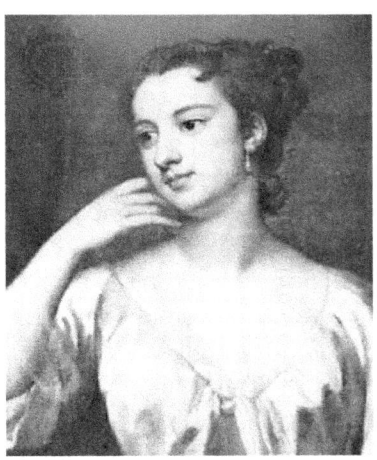

**Lady Wortley Montagu
15 mei 1689 – 21 augustus 1762**

Zo op het eerste gezicht zou je denken dat ze wel eens gelijk zou kunnen hebben, maar de feiten achterhalen haar uitspraak, want het blijkt helemaal niet waar te zijn.

Uit antropologisch onderzoek is aangetoond dat het gelaat wel degelijk een voorname rol, zo niet voornaamste rol speelt bij naakte volkeren en hun contacten.

Aan de bewerking en verfraaiing van het gelaat werd er meer aandacht besteed dan welk ander lichaamsdeel dan ook. Nog interessanter is, dat het gelaat het belangrijkste lichaamsdeel was dat erotische belangstelling opwekt(e).

Dat het gelaat niet alleen bij naakte volkeren een belangrijke plaats innam, maar ook bij andere bevolkingsgroepen zien we vaak ook aan andere voorbeelden, zoals het mummificeren van hoofden van stamhoofden of gedode tegenstanders, het maken van dodenmaskers of het vervaardigen van allerlei maskers met symbolische betekenissen.

Vooral in de Keltische, Griekse en Egyptische cultuur was het gelaat hét symbool van kracht en volmaaktheid. Bij andere bevolkingsculturen was het gelaat een symbool van de geest, Zelfs in onze huidige tijd en cultuur is het gelaat een belangrijk levenssymbool.

"**Het gelaat spreekt voor zich**", zoals men pleegt te zeggen. Onze tegenwoordige reclamewereld en cosmeticaconcerns weten er beslist wel raad mee en ook uitroepen, spreekwoorden, gezegden, spreuken, uitdrukkingen en taalgebruik bevestigen deze uitspraak

De grote en blijvende belangstelling voor het menselijk gelaat komt zowel uit de beweging (= expressie), als uit zijn vorm. Maar het wezenlijke kenmerk van een gelaat is van meer aspecten afhankelijk dan alleen de beweging en de vorm.

Het 'karakteristiek' van het gelaat wordt in hoofdzaak bepaald door het unieke patroon, dat gevormd wordt door de gelaatstrekken. Het is niet zo zeer het detail van deze gelaatstrekken, evenmin het individuele verschil daar tussen en zelfs niet het onderlinge verband, dat ons in staat stelt iemand te herkennen, maar het **totale** patroon van het gelaat.

Dat de persoonlijkheid en bepaalde karaktertrekken uit het gelaat af te lezen valt, was al heel vroeg bekend en vele geleerden hebben zich er in verdiept en zijn ons voorgegaan.

Oude leerboeken - en zelfs hedendaagse literatuur over gelaatkunde - staan vol met raadgevingen, opmerkingen en gevolgtrekkingen over de vele details die in ons gelaat te vinden zijn.

Voor een beginner zou het echter nuttig kunnen zijn bepaalde adviezen daaruit eens nader te bekijken op hun deugdelijkheid en te toetsen aan onze hedendaagse kennis, techniek en inzichten.

We zien nieuwe ontwikkelingen, gedachten en filosofieën en we zijn steeds meer in staat om mensen via het gelaat psychologisch te analyseren. De technologie en de computer is in deze analysering niet meer weg te denken.

Maar om als beginnend 'mensenkenner' te starten zal men meer dienen te doen en meer dienen te weten over het menselijk gelaat om vervolgens een juiste 'diagnose' te kunnen stellen.

De gelaatkunde, ook wel '**fysiognomie**' genoemd, is het streven naar kennis van de gehele menselijke persoonlijkheid en het karakter via de studie van het gelaat.

Aan het gelaat kunnen we meestal het ras, de sekse en de leeftijd wel vaststellen. Ook verdriet, geluk, wanhoop, agressie, woede, teleurstelling, vermoeidheid en dergelijke kan men vaak van iemands gelaat 'aflezen'. Ook bepaalde ziekten of ziektesymptomen gaan gepaard met typische gelaatsuitdrukkingen.

De gelaatkunde houdt zich daarom meer bezig met de vraag of men uit de bouw van het gelaat iets kan opmaken over de geaardheid en natuurlijke gesteldheid van de mens. Vanuit die vraag zijn er al vele theorieën, gedachten, filosofieën en gevolgtrekkingen ontstaan.

De in het jaar 1741 in Zürich (Zwitserland) geboren theoloog, wetenschapper en schrijver **Johann Caspar Lavater** was de eerste die trachtte aan de fysiognomie een wetenschappelijke basis te geven. Zijn boeken, onder andere '**Essays in physiognomie'**, '**physiognomie'** en '**Physiognomische Fragmente zur Beför- derung der Menschenkenntnis und Menschenliebe'**, werden vele malen in diverse landen uitgegeven en domineerden de gelaatkunde eind 18^e en begin 19^e eeuw.

Zijn theorieën en gevolgtrekkingen veroorzaakten een grote sensatie, niet alleen in de wetenschappelijke wereld, maar ook bij de bevolking. Men sprak met bewondering, maar ook met minachting over zijn publicaties. Hij werd als 'ontdekker' van de nieuwe wetenschap bejubeld, maar ook verguisd. Zijn boeken en verhandelingen werden vooral gelezen en bestudeerd in de betere kringen en voordat bijvoorbeeld een bediende in dienst werd genomen werden vaak eerst de beschrijvingen en gravures van **Johan Caspar Lavater** geraadpleegd.

Doch ondanks zijn enorme inzet bevatte zijn werk vele, soms eenvoudige fouten, vele onbewezen stellingen over de functionele betekenis van de gelaatstrekken en werden zijn stellingen en ideeën dan ook van vele kanten danig bekri- tiseerd. En zoals we nu weten zeer terecht, want zijn asso- ciaties, die hij in overdrachtelijke zin vertaalde, berustten op onjuistheden en eigen interpretaties.

Een heel ander boek dat de aandacht voor de fysiognomie versterkte, was het in 1806 verschenen boek van Engelse chirurg, anatoom, fysioloog, wetenschapper en fysiognoom **Sir Charles Bell** (1774 – 1842) '**Anatomie en philosofie der expressies'**. **Charles Bell** gaf hierin op verantwoorde wijze een duidelijke analyse van zowel fysieke (= lichamelijke) grondbeginselen, als het doel van de gelaatstrekken.

Juist misschien door dat onopgeloste raadsel blijft het gelaat onze aandacht steeds trekken en blijft het één van de belangrijkste schakels bij het beoordelen van mensen. Voor een goed waarnemer is dus het gelaat hét meetinstrument voor de bepaling van het menselijk karakter en de persoonlijkheidsstructuur.

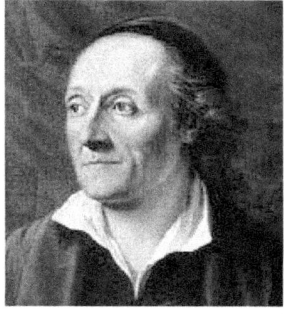 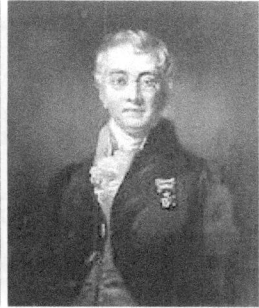

Johann Kaspar Lavater en Sir Charles Bell (arts)
Zurich 1741 - Zurich 1801   (1774-1842),

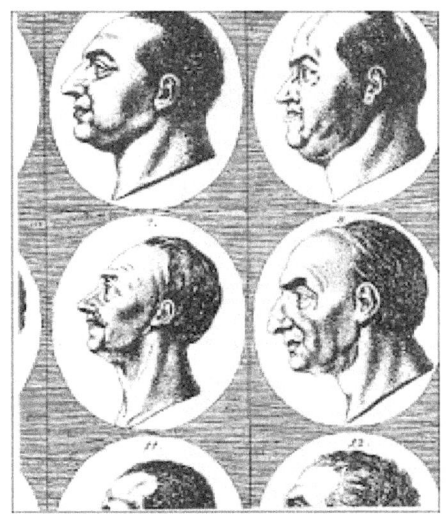

Voorbeelden van uitdrukkingen van het gelaat
uit het boek van Johan Caspar Lavater

HOOFDSTUK 4

De benadering van typen en personen

Alvorens met de "echte" praktijk van het "lezen" van het gelaat te beginnen. Dien ik eerst nog een bepaalde toelichting te geven op mensen of personen die men gaat of wilt beoordelen. Men kan dan rekening houden met de eigen opstelling ten opzichte van die andere persoon. Wij kunnen mensen waarmee wij in aanraking komen of mee omgaan in een drietal groepen indelen, namelijk :

1. Mensen die zwijgen

Redenen voor zwijgen kunnen velerlei zijn. Voorbeelden zijn :

Bescheidenheid
Tegenzin
Domheid
Minderwaardigheid
Minachting
Spreekangst
Hoogmoed
Lichamelijk gebrek

2. Mensen die vertellen

Dit is een zeer belangrijke en veel voorkomen de groep en het is ook hier weer belangrijk waarom mensen iets vertellen. Factoren kunnen zijn:

Fantasie
Gedachten
Geheugen
Belangstelling

Behoefte om verheerlijkt te worden
Willen opvallen
Willen de aandacht
Willen kennis kwijt
Het vragen stellen kan soms meer dan één bedoeling hebben

3. **Mensen die vragen stellen**

Ook hier kunnen diverse factoren weer een rol spelen, zoals onder andere :

Nieuwsgierigheid
Belangstelling
Dorst naar kennis
Beleefdheid
Beroepsmatig
Aandacht vragen

Nu we weten in welke drie groepen wij mensen hebben ingedeeld is het ook belangrijk te weten op welke wijze wij bepaalde mensen dienen te benaderen. Mensen met hun eigenaardigheden, persoonlijkheidsinstellingen en karakterstructuur.

Menselijke opstelling

Positieve opstelling
Gebruikt zijn kennis en men roept vaak zijn hulp in.
Men trekt profijt uit zijn handelen omdat dat tot steun kan zijn voor anderen.

Negatieve opstelling
Wakker in ieder geval zijn eerzucht aan en maak gebruik van zijn ervaringen en kennis en geef hem op die

manier de erkenning waar hij of zij in wezen om vraagt.

Geïnteresseerde opstelling
Kijk naar welke zaken zijn interesses naar uitgaat.
Alleen bij een positieve interesse kan men met hem in
zee gaan, maar bij een ongezonde nieuwsgierigheid
dient men hem of haar uit de weg te gaan.

Ongeïnteresseerde opstelling
Wek in ieder geval zijn belangstelling en vraag hem naar
zijn werk of hobby met andere woorden roer zaken aan
waar hij wél belangstelling voor zou kunnen hebben.

Alleswetende opstelling
Zeg maar gewoon wat je van zijn ideeën en theorieën
vindt. Maar gebruik dan wel de juiste en goede gekozen
argumenten.

Geleerde opstelling
Door zijn kennis probeert hij menigeen in de val te laten
lopen en om een ander te testen vraagt hij naar de bekende weg. Luister daarom altijd heel goed en overdenk
dan ook je antwoorden, zodat je niet in zijn val zal trappen.

Veel pratende opstelling
Waardeer in het kort zijn woorden en beperk tactvol altijd zijn spreektijd.

Hoogmoedige opstelling
Hoogmoed wordt ook wel aangeduid met hovaardig of
zelfverheffing, gepaard gaand met geringschatting van
anderen. Hoogmoed komt vaak voort uit een sterk min-

derwaardigheidsgevoel. De gezegden: "Hoogmoed komt voor de val ", "Hoogmoed is één van de zeven hoofdzonden "en "Hoogmoed is de wortel van alle zonden" zegt ons al genoeg. Geef daarom ook nooit toe aan hun grillen, want als men niet uitkijkt hebben ze je waar ze je hebben willen. Het zijn vaak mensen die, wanneer sluimerende gevoelens en driften worden gewekt, hun gekwetstheid, verontwaardiging, verbittering en woede sterk kunnen activeren, met als gevolg het verlangen om anderen te vernederen, pijn te doen of te vernietigen. Zoek geen vriendschap met hen en blijf verre van hun bed.

Verlegen opstelling

Vergroot zijn zelfvertrouwen en stel hem makkelijke vragen en geef hem, waar mogelijk, blijk van waardering.

Twistzieke opstelling

Zijn mensen die neigingen vertonen tot ruziemaken. Maak je daarom niet kwaad, doch blijf in ieder geval rustig. Raak in ieder geval niet in zijn doen betrokken en zorg er voor dat hij niet teveel beslag legt op jou en je omgeving.

Verwaande opstelling

Wordt ook wel aangeduid met "verbeelding hebben ". Maak daarom niet te veel op- en aanmerkingen op zijn of haar theorieën. Het beste bij dit soort "figuren" is de "ja- of neemethode" toe te passen.

Nederige opstelling

Wordt ook wel aangeduid met 'deemoedig of ootmoedig'.

41

Probeer bij hen door een positieve instelling grip te krijgen op zijn situatie. Een goed luisterend oor geeft soms
meer informatie dan vragen en wakker in ieder geval
zijn geestelijke kennis aan.

Minderwaardige opstelling

Mensen met een minderwaardigheidsinstelling
vertonen vaak een aantal tekenen van herkenning,
zoals bijvoorbeeld:

> # Als iemand zeer vijandig is ;
> # Als iemand veel opschept ;
> # Als iemand om de minste en kleinste oorzaak
> vloekt ;
> # Als iemand als "grappenmaker" het ene ver-
> haal na het andere vertelt en nooit ophoudt ;
> # Als iemand uit de hoogte praat ;
> # etc.

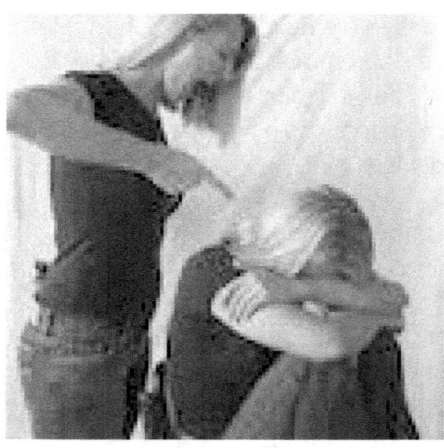

Minderwaardigheid komt naar de oppervlakte wanneer iemand het gevoel heeft de ander niet snapt hoe belangrijk hij wel is. Gebrek aan waardering zet het minderwaardigheidscomplex in werking. Waardeer daarom zijn activiteiten en jaag hem vooral in zijn of haar harnas door een negatieve houding. Uitwerking en beschrijvingen kunnen natuurlijk nog uitgebreider, maar mocht men in bovenstaande zaken en feiten aantreffen die je kennis kunnen aanvullen en bijschaven, dan zal het voldoening geven aan het doel dat in dit boek gesteld is. Wees tactvol, houdt rekening met anderen, met hun ervaringen, met hun ont- wikkeling, ontplooiing en instelling. Betaal een hatelijkheid van mensen nóóit met gelijke mint. Het gaat er vaak om wat men- sen bedoelen en niet wat zij zeggen. De bedoeling kan namelijk wel goed zijn

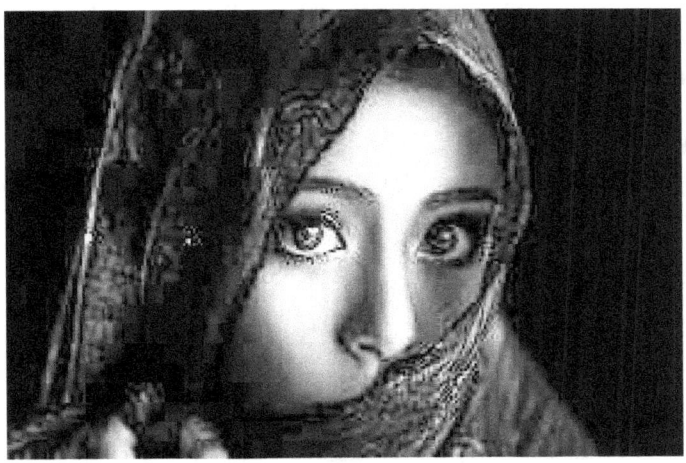

De ogen zijn de spiegels van de menselijke ziel

43

HOOFDSTUK 5

Het gelaat en de gelaatsbewegingen

Niets is zo fascinerend als het observeren en het beoordelen van mensen en of we het nu realiseren of niet, maar iedereen is in mindere of meerdere mate geobsedeerd door de uiterlijke verschijnselen van andere mensen. In wezen is dit observeren - ook al doen we het onbewust - al menselijk gedrag.

De 'praktijk' van het observeren ligt overal: in de familiekring, op straat, op de markt, in winkels, in trein, bus of vliegtuig, in een horecabedrijf, op het terras, op het werk, in het theater, op school en ga zo maar door.

Vele mensen gaan zomers op het terras zitten, niet alleen vanwege de verfrissing en de gezelligheid, maar uitsluitend met het doel: 'lekker mensen bekijken, die langskomen'. Zo ontdek je de grote verscheidenheid aan mensen, aan houdingen en aan verschijningen. Vele auteurs hebben zich door het observeren van mensen laten leiden, zoals de bekende auteur **Desmond Morris**, die in zijn boeken "**De naakte aap**", "**De naakte mens**" en "**Allemaal mensen**" veel informatie aan ons kon aanbieden.

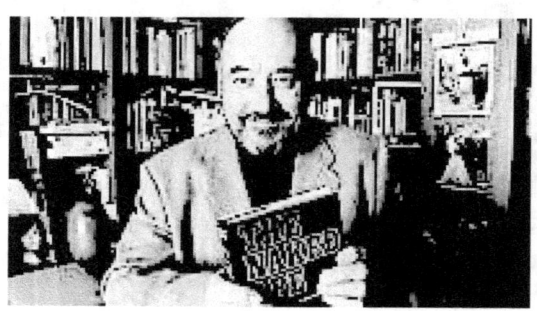

Desmond Morris

Het observeren van al dat zichtbare vertoon in die niet-experimentele situatie, kan degene die observeert iets leren, niet alleen over die ander, maar ook over zichzelf. Daarom is het analyseren van mensen, het bestuderen van karakters en persoonlijkheden één van de leukste bezigheden van het leven.

Het is menselijk niet moeilijk boosheid, verdriet, geluk, teleurstelling of plezier in iemands gezicht te herkennen. Uit onderzoekingen weten we ook dat we mensen vrij goed kunnen taxeren, dat we hun temperament en gevoelens kunnen beoordelen en hun goede en minder goede eigenschappen kunnen afwegen.

Emoties en gevoelens kunnen we, als we dat werkelijk willen, heel goed beoordelen, omdat het fundament van de emotionele en gevoelsexpressies, evenals de middelen om ze te herkennen, in ons karakter ligt opgeslagen.

Gelaatkunde is het streven naar kennis van de gehele mensejke persoonlijkheid via de studie van het gezicht. Aan het gelaat kunnen we meestal het ras, de sekse en de leeftijd gewoonlijk wel vaststellen. Ook verdriet, geluk, woede, teleurstelling en dergelijke kan men vaak van iemands gelaat 'aflezen'. Ook bepaalde ziekten of ziektesymptomen gaan gepaard met typische gelaatsuitdrukkingen.

Gelaatkunde houdt zich daarom meer bezig met de vraag of men uit de bouw van het gezicht iets kan opmaken over de geaardheid en de natuurlijke gesteldheid van de mens.

Als men spreekt van het menselijk gelaat dan bedoelt men er het naar voren gerichte deel van het hoofd mee en wordt ook wel aangeduid met het 'aangezicht'.

Het 'aangezicht' is voor eenieder van ons van onschatbare waarde, zoals talloze uitdrukkingen in ons dagelijks taalgebruik dat bevestigen, zoals:

'Wie zijn neus schendt, schendt zijn aangezicht'
'Wie iemand aan z'n gezicht komt, schendt zijn ego'
'Iemand bij de **neus** nemen'. (=iemand voor de gek houden; iemand bedriegen.)

Het gelaat blijkt ook iets geheimzinnigs in zich te dragen. Nooit krijgen we er helemaal grip op. Juist misschien door dat onopgeloste raadsel blijft het gelaat onze aandacht trekken en blijft het één van de belangrijkste schakels bij het beoordelen van menen.

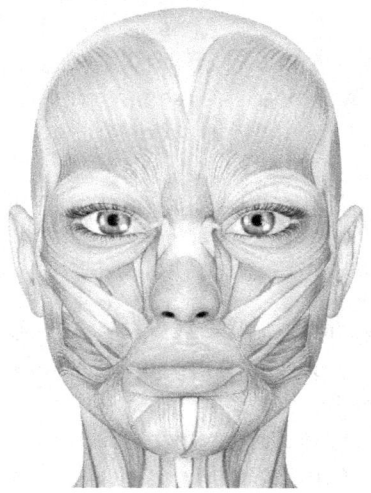

De steeds weer terugkerende belangstelling voor het menselijk gelaat komt voornamelijk voort uit zijn vorm, grootte en de daarbij behorende uitdrukkingen en bewegingen van gevoelens, gedachten, stemmingen en emoties.
Deze uitdrukkingen en bewegingen - ook gelaatsexpressies genoemd - worden mogelijk gemaakt door een scala of stelsel van verschillende spieren, die onder de oppervlakte van de

gelaatshuid zijn gelegen. Expressieve verschijnselen van het gelaat zijn volkomen instinctmatig en het kost grote inspanning ze enigszins te leren beheersen. Zij zijn bij alle culturen identiek en zij zijn zelfs begrijpelijk voor dieren en zij zijn vrijwel door iedereen onmiddellijk te herkennen en te vertalen.

Alle bewegingen en uitdrukkingen, die door de spieren van het gelaat kunnen worden gemaakt en die uitdrukking geven van:

\# Verdriet – vreugde – blijdschap – ernst - minachting – afschuw – verbazing – verwachting - geloof – ongeloof – hoop – wanhoop - liefde geven onze **innerlijke** gevoelens weer.

\# Doch dikwijls verraden de gezichtsexpressies onze **werkelijke** gevoelens, zoals: teleurstelling - zorgen – vermoeidheid - stress – spreekangst - onverschilligheid – hoogmoed – minderwaardigheid – zenuwachtigheid – moeilijkheden – e.d.

Om de juiste expressie over te laten komen dient men deze dan ook volkomen te beheersen. De spieren, die de bewegingen veroorzaken, liggen op verschillende manieren kriskras door elkaar, waardoor een grote variatie aan gezichtsuitdrukkingen kunnen ontstaan. Naast de secondaire spierbewegingen vormen de primaire spiergroepen een bepaalde vorm van expressie, gevoel of beweging, zoals in het gelaat te zien is.

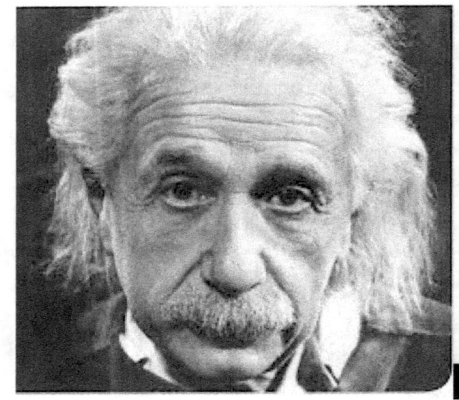 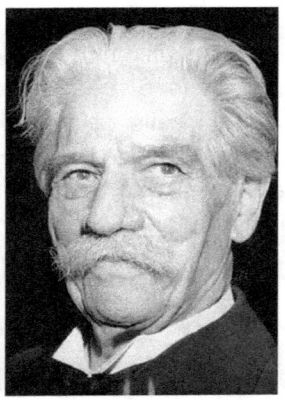

Einstein
14 maart 1879 – 18 april 1955

Albert Schweitzer
14 januari 1875 – 4 september 1965

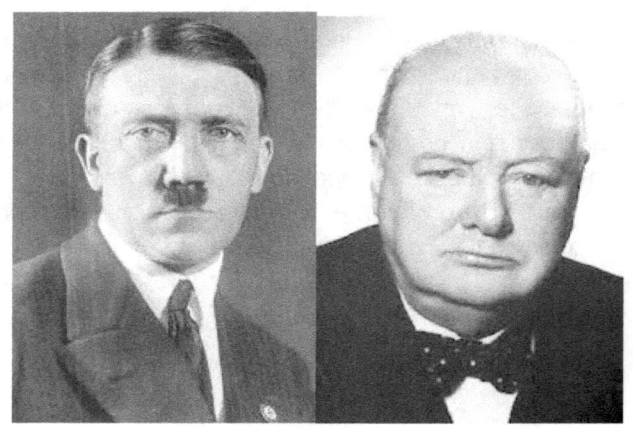

Adolf Hitler
20 april 1889 – 30 april 1945

Winston Churchill
30 november 1874 – 24 januari 1965

Het bestuderen van het gelaat van Einstein, Albert Schweitze, Adolf Hitler en Winston Churchill is de moeite waard

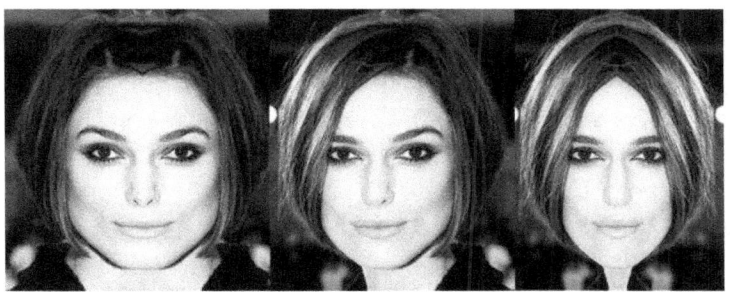

HOOFDSTUK 6

Het gelaat en het beoordelen van de zones van het gelaat

Bij onze pogingen om achter de zielenroerselen van anderen, maar ook van ons eigen **innerlijk ik** te komen, zijn we steeds maar op zoek naar methoden, ideeën en stellingen om het ont-raadselen en te ontdekken.

Wij willen graag weten wat de '**goede**' en '**kwade**' kanten zijn en we willen graag weten waarom het '**uiterlijk Ik**' weer heel anders reageert dan het '**innerlijk Ik**'. Vele mensen menen dat dit soort dualisme voor iedereen een gevoelsstrijd is waarmee ze dagelijks geconfronteerd worden.

Toch geeft het menselijk gelaat belangrijke aanwijzingen om-trent dit dualisme. Belangrijk is hierbij dat we een duidelijk inzicht dienen te krijgen in de zogenaamde **'gelaatzones'**. Hieronder verstaat men de gezichtsindeling in zogenaamde 'sec'toren'.

49

In het gelaat onderscheidt men een aantal zones. Door deze zones te observeren kom je al gauw tot de ontdekking dat het gelaat in bijna alle gevallen **'a-symetrisch'** is en het is interessant te zien hoe weinig gezichten echt symetrisch zijn. Zo ziet men bij een goede en juiste bestudering al heel gauw dat de **rechterzijde** van het gezicht andere signalen en tekenen weergeven dan de **linkerzijde**.

Veel onderzoek in én naar de rechter- en linkerzijde van de gelaatskenmerken is verricht door de reeds overleden Amerikaanse wetenschapper, auteur, psychiater en fysiognomist, **Prof. Dr. Waldemar Wolff**.

In dit hoofdstuk wil ik zijn stelling, dat de linkerzijde van het menselijk gelaat de karakteristieke eigenschappen weer geeft en de rechterzijde de uiterlijke eigenschappen, nader onder de loep nemen.

Ieder menselijke uitdrukking 'spreekt. Ook in een woordeloos contact, bij een enkel maar kijken, komt iets van de ander naar voren en kan men iets van hem of haar begrijpen.

De gelaatsuitdrukking 'drukt' iets uit, laat iets zien, laat iets blijken, heeft iets te vertellen of iets te zeggen op een onmiddellijke manier. Zij 'verhult' ons iets 'levends'.

Zodra ook maar de geringste beweging ontstaat, ook al is het maar iets kleins, ziet men de ander als een centrum van activiteit.

Door de zintuiglijke waarneembare bewegingen van de gelaatsoppervlakte kan men doordringen tot iets wat bij de ander als persoon behoort en wat niet in die oppervlakte ligt besloten.

De gelaatstrekken hebben naast vorm, lijnenspel, kleur, licht en plaatsverandering ook zijn betekenis.

Doordat soms ongewild zijn of haar gemoedstoestand door bewegingen wordt 'verraden', doordat zijn gevoel naar 'buiten' treedt en hij zich bloot geeft, kan men zich er op eens van bewust worden door te dringen of toegang te krijgen tot iets verborgens. Men krijgt dan de indruk een blik te slaan in andermans gevoelens, gedachten, zaken en dingen die tot zijn privébezit lijken te behoren of tot de persoonlijke intimiteit. Wanneer men zich door expressie verraadt, is een ontkennen met woorden vruchteloos.

De gelaatsexpressie kan tot kennis leiden omtrent de andere persoon op een directere manier dan woorden dit doen. Door de gelaatsexpressie wordt iets onthuld over de gesteldheid van de andere op dát moment. Zij verraadt iets intiems en dit intieme is een realiteit van de ander en het is ook in vele gevallen een realiteit vóór de ander. Hoe is het mogelijk dat we tot kennis kunnen komen van iets dat eigenlijk verborgen diende te zijn ?

Op de een of andere manier komt er dus iets intiems van de ander in zijn gelaatsbewegingen en gelaatsblik tot uiting, ook al weten we soms niet wat die bewegingen exact onthullen, dan doen zij ons nog als in principe onthullend, ja, zinvol aan.

Van belang is het dus, mits je er natuurlijk voor open wilt staan, het een en ander te ontraadselen. Dat hele kleine stukje ontraadseling, dat van een juiste waarneming, zal ik in de komende overzichten en hoofdstukken aangeven, zodat men de ander werkelijk kan 'verstaan'.

De ogen zijn de spiegels van de menselijke ziel

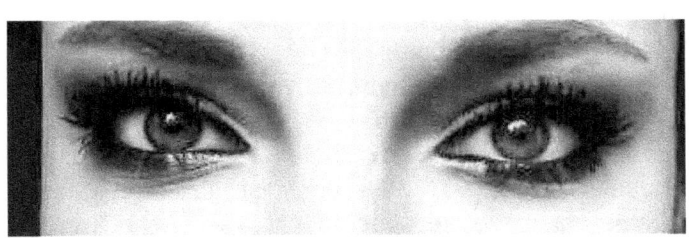

51

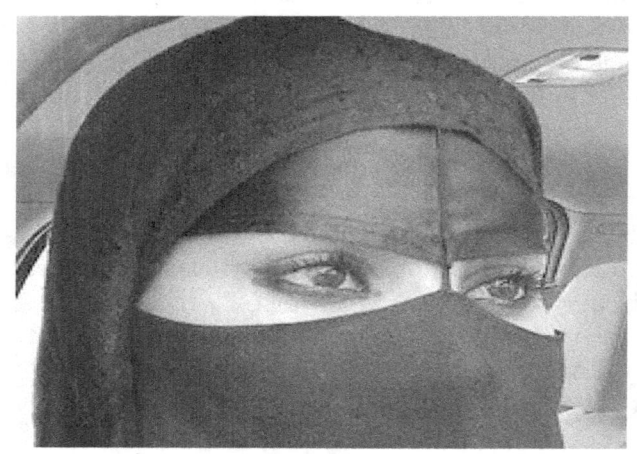

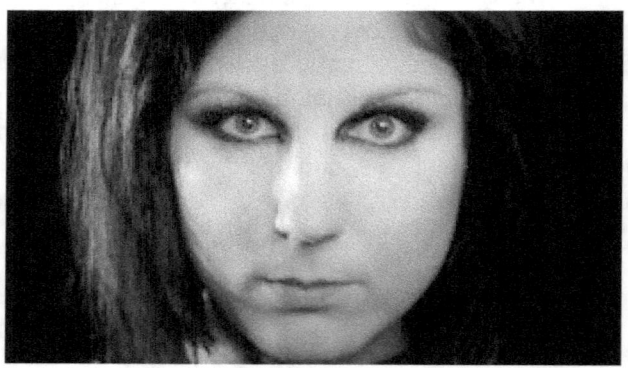

Advies

Observeer en neem scherp waar en leer aan de hand van onweerlegbare feiten, tekens en signalen de persoonlijkheid en het individuele karakter van de ander juist taxeren. Mensen worden vaak 'aantrekkelijker' beoordeeld wanneer zij worden waargenomen in ruimten, die zij zelf prettig en esthetisch vindt.

HOOFDSTUK 7

De zones van het gelaat

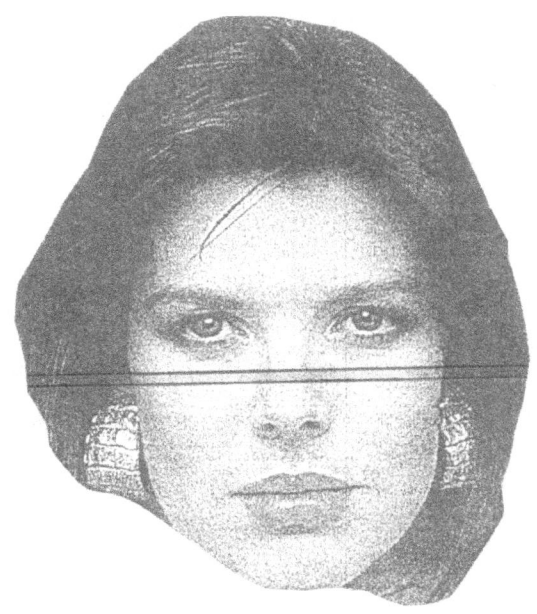

afbeelding 1

In **afbeelding 1** zien we dat het gelaat in twee delen en wordt verdeeld in een zogenaamde 'bovenzone' en 'onderzone'. Iedere zone vertegenwoordigt een aantal verschijnselen, te weten:

De bovenzone

Deze zone vertegenwoordigt de **geestelijke** en **gevoelsmatige** zone van de mens en kunnen bij overheersing zowel positieve als negatieve verschijnselen weergeven :

53

Positief:
Idealistisch
Belangstellend
Geestelijke interesses

Negatief:
Oppervlakkig
Onpraktisch
Diep inzicht
Frustraties
Zwevend
Beïnvloedbaar

De onderzone

Deze zone vertegenwoordigt de **lichamelijke (= fysieke), materiële** en **erotische (= seksuele)** zijde van de mens en kunnen bij overheersing weer positieve als negatieve verschijnselen weergeven.

Positief:
Standvastig
Werkelijkheidsbesef
Gezonde gedachten
Extravert

Negatief:
Koel
Niet vlug werkend
Traag van geest
Introvert

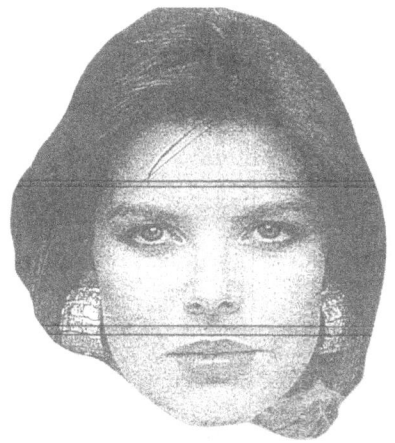

afbeelding 2

Een andere benadering tot een gelaatsanalyse is de verdeling van het gezicht in een drietal zones, zoals bijgaande **afbeelding 2** aangeeft. Deze drietal zones vertegenwoordigen weer op zichzelf een aantal kenmerken, die een rol spelen bij de beoordeling van anderen.

De bovenzone

Deze zone wordt ook wel de **'verstandszone'** genoemd en ver- tegenwoordigt de lijnen op het gebied van het **intellectuele, geestelijke, ethische** en **religieuze.**
De verstandszone herbergt dus het menselijk vermogen om zintuiglijke gegevens te verstaan of te begrijpen, deze in verband te brengen en daaruit conclusies te trekken.

De middenzone

Deze zone wordt ook wel de **'gevoelszone'** genoemd en vertegenwoordigt de lijnen op het gebied van het **gevoelsmati- ge, praktische, bewust innerlijk leven, egoïsme** en het **altruïs-**

me. De gevoelszone bezit het vermogen om alle gewaarwordingen te registreren om die vervolgens om te zetten in emoties, stemmingen, begeerten, driften en aandoeningen.

De onderzone:

Deze zone wordt ook wel **'driftzone'** genoemd en vertegenwoordigt de lijnen en eigenschappen van het **materiële, fysieke, onbewuste, erotische seksuele** en het **stoffelijke**. De driftzone geeft dus de eigenschappen weer van de menselijke **hartstochten**.

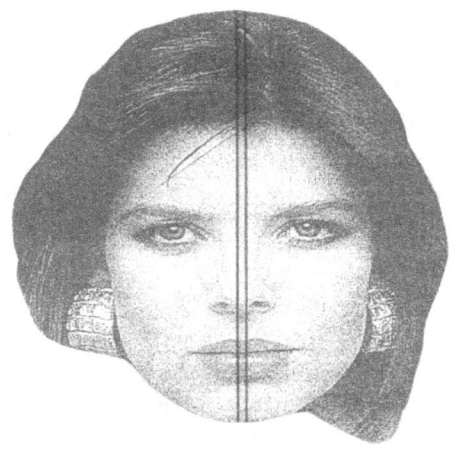

afbeelding 3

Op **afbeelding 3** ziet men dat het gezicht in twee helften is verdeeld, namelijk zoals men ziet in een **rechterhelft** en in een **linkerhelft**. **Dr. Waldemar Wolff** ontdekte dat deze twee helften een belangrijke indicatie gaven over het wel en wee van de mens. Ik zal dan ook wat uitgebreider aandacht geven aan deze theorie, zodat het beoordelen van mensen wat beter zal zijn en het inzicht in anderen kan vergroten.

de zone van de linker gelaatshelft

De **linkerzijde** van het gelaat weerspiegelt de lijnen, gebaren, signalen en de uitstraling van het menselijk **karakter**.
Het **karakter** geeft het authentieke en unieke **innerlijk** weer, waardoor de mens in denken, voelen, houding en gedrag zijn specifieke en eigen bijzonderheden openbaart.
Het karakter heeft te maken met het **fundament** van de persoonlijkheid en staat in relatie tot de eigen vertrouwelijkheid en waardebepalingen en van daaruit tot bepaalde lichaamshoudingen (= attitudes), gedragsneigingen en gedragsstemmingen.
Het karakterfundament, met daarin verweven de erfelijke aanleg, spelen dus een belangrijke rol bij het ontstaan van de menselijke persoonlijkheid.
De linkerzijde van het gezicht geeft dus een 'afdruk' van de 'natuurlijke gesteldheid' van het innerlijk of binnenste van de mens (= het temperament), met andere woorden:

"Het karakter maakt de 'sporen' van de aangeboren eigenschappen herkenbaar"

Tot die karaktereigenschappen rekenen wij:

Instincten - driften - neigingen - begeringen - hartstochten - reacties - drijfveren en fantasieën

Alle hier bovengenoemde karakteristieke eigenschappen staan uiteindelijk achter ál het doen en laten van het menselijk leven en zij bepalen altijd in allerlaatste instantie het menselijk handelen en reageren.

Zoals we dus zien 'openbaart' de linkerzijde van het gelaat de naar 'binnengerichte' kant van de mens en herbergt zijn 'verborgen' leven. Ook herbergt het karakter het op te lossen persoonlijk karma *).

*) **Karma** is het lot van de mens, dat afhangt van de daden, die men tijdens het aardse leven verricht. Het bestaat uit goede en foute daden, vergissingen en handelingen in ons denken, voelen en handelen die de menselijke ziel als vroegere resten uit eerdere levens heeft meegebracht en die vervolgens in het nieuwe aardse leven gecorrigeerd dienen te worden. Op dezelfde wijze waarop de mens in het 'verleden' fouten en vergissingen heeft begaan, zal ook zijn handelen in het huidige leven invloed blijven uitoefenen.

Naast het verhullen van de 'sporen' van de aangeboren eigenschappen, spelen een tweetal 'sensoren' in het karakter een blijvende rol in het menselijk leven. Deze 'sensoren', hieronder aangegeven, beheersen in belangrijke mate de aangeboren driften, neigingen en hartstochten.

1. De geestelijke en gevoelsmatige sensor

Bij **overheersing** in het **karakter**

Positief
idealistisch - diep inzicht - enthousiasme - algemene interesses

Negatief
onpraktisch - seksuele vrees - laat zich meeslepen door denkbeelden - staat niet met beide benen op de grond

2. De fysieke, materiële en erotische sensor

Bij **overheersing** in het **karakter**

Positief
Stabiliteit - realistisch - seksueel gezond - krachtig

negatief
Zonder verbeeldingskracht - saai - onnozel - naïef - weinig
beweeglijk - traag - frustraties;

Bovenstaande twee karaktersensoren, ook karakterfactoren genoemd. Zijn nodig om een aantal menselijke karakterdriften te
bevredigen, te weten :

A. De drift tot zelfbehoud:
    # voedingsdrift
    # geslachtsdrift
    # doodstrijd
    # overlevingsdrift

B. De drift tot macht:
    # vechtdrift
    # eerzuchtdrift
    # agressiedrift
    # vernieldrift (vandalisme)

C. De drift tot genot:
    # speldrift
    # gemaksdrift
    # gokdrift

plezierdrift

Omdat de karaktereigenschappen het diepe menselijke IK vertegenwoordigen, zal het dan ook uiterst moeilijk zijn altijd verrantwoord iets te zeggen over die karaktereigenschappen van anderen of omtrent die van een bepaald persoon in het bijzonder. Ook al tracht men een zo verschillend beeld van iemand te geven, dan is het toch moeilijk aan te geven wat nu precies hét karakter van een mens in wezen is, wat écht is en wat schijn, wat constant is en wat variabel. Het 'alles' is dan ook altijd aan bepaalde situaties en omstandigheden gebonden.

Wilt men nu de oneindige, individuele variatiemogelijkheden zo min mogelijk te kort doen, dan dient men zich wel te verdiepen in de vele termen en verklaringen die zijn toe te passen ín en óp de menselijke persoonlijkheids- en karakterstructuur.

De zone van de rechter gelaatshelft

De **rechterzijde** van het gelaat weerspiegelt de lijnen, trekken, gebaren, signalen, en uitstraling van de menselijke **persoonlijkheid**. Ook de structuur van de huid en de daaronder liggende spieren spelen er een rol in.

De **persoonlijkheid**, ook wel het '**visitekaartje**' van de mens genoemd, laat de mens 'zien' als gemeenschapswezen in de wereld van alledag. De **persoonlijkheid** is je IK / ZELF een gedaante geven en deze gedaante in de vereiste vorm brengen, zodat opvoeding, ontwikkeling, ontplooiing en beschaving daarin gestalte kunnen krijgen.

De noodzaak tot het worden van een **persoonlijkheid** is de menselijke behoefte zich te handhaven in de wereld van alledag en de noodzaak zich sociaal te gedragen.

Bij de ontwikkeling en ontplooiing van de **persoonlijkheid** spe-

60

len dan ook alle invloeden van buitenaf een grote, zo niet over-
heersende rol.

De **rechterzijde** van het gelaat (= **persoonlijkheid**) 'verhult'
dus de naar buiten gekeerde kant van het **mens** zijn en verraadt
de werkelijke gevoelens, zoals bijvoorbeeld:

Positief

Vriendelijkheid - doorzettingsvermogen - plezier - energie -
blijmoedigheid - vreugde - begrip - veerkracht - medeleven
- hulpvaardigheid - hoop - inzicht - liefde - etc.

Negatief

Teleurstelling - minderwaardigheid - luiheid - bangig -
achterdocht - spreekangst – zorgen - onverschilligheid -
zenuwachtigheid - haat - hoogmoedig vermoeidheid -
hardheid - verdriet - etc.

Eveneens kan men de lijnen en uitstraling waarnemen van het
zogenaamde **'onpersoonlijk karma'** Het is natuurlijk begrijpelijk dat de eigenschappen én de gedragspatronen van de
menselijke **'persoonlijkheid'** niet uitsluitend te danken is aan
de opvoeding en de vele invloeden van buitenaf, maar dat ook
het karakterfundament en de erfelijke aanleg hun rol daar in
meespelen.
Naast het verhullen van de werkelijke gevoelens, spelen ook
nog een drietal **'sensoren'** een belangrijke rol bij de 'uitvoering'
van de **persoonlijkheid**, te weten:

De verstandssensor

Deze sensor 'regelt' het intellectuele, geestelijke, ethische en
het religieuze in de relatie naar 'buiten' toe ;

De gevoelssensor

Deze sensor 'regelt' het gevoelsmatige, praktische, egoïsme, altruïsme en het bewuste innerlijke leven naar 'buiten' toe ;

De driftsensor

Deze sensor 'regelt' het materiële, lichamelijke (= fysieke), erotische, seksuele en het onbewuste naar 'buiten' toe.

Bovenstaande sensoren kunnen al naar gelang de omstandigheden, invloeden van buitenaf, door eigen inspanning en doorzettingsvermogen én door invloed van eigen verantwoordelijkheid - bewust of onbewust - in belangrijkheid veranderen.
Een positieve persoonlijkheid dient dus een verbetering in te houden van het verstands-, wils-, gevoels- en denkwereld.

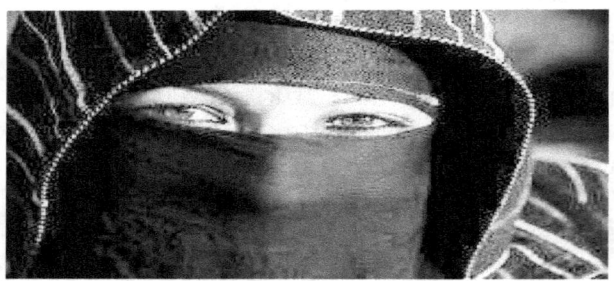

De ogen zijn de spiegels van het gelaat, ook als zij in een boerka zijn verborgen

62

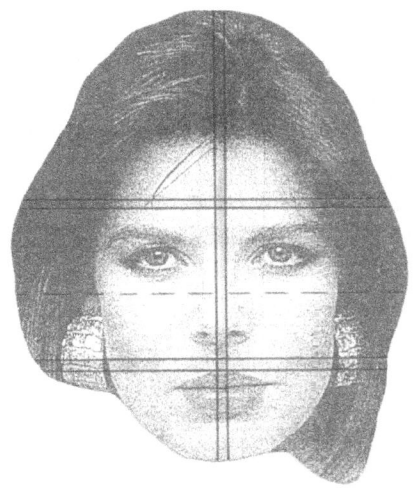

afbeelding 4

Nu we alle gelaatszones hebben doorgenomen kunnen we aan
de hand van **afbeelding 4** tot de volgende conclusie komen

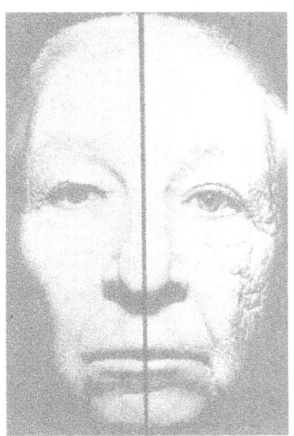

DE KANT VAN DE PERSOONLIJKHEID
(= RECHTER GELAATZIJDE)

(zone-indeling der uiterlijke kenmerken)

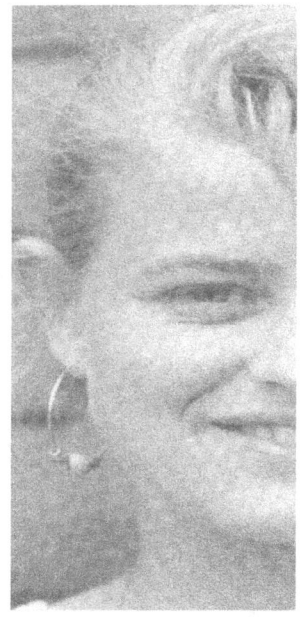

De verstandszone
Geeft ons **uiterlijke** aanwijzingen van het verstand

De gevoelszone
Geeft ons **uiterlijke** aanwijzingen van het gevoel

De driftzone
Geeft ons **uiterlijke** aanwijzingen van de hartstocht

DE KANT VAN HET KARAKTERFUNDAMENT
(= LINKER GELAATZIJDE)

(zone-indeling der innerlijke kenmerken)

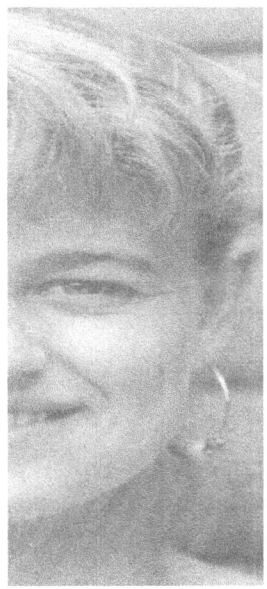

De verstandszone
Geeft ons *innerlijke* aanwijzingen van het verstand

De gevoelszone
Geeft ons **innerlijke** aanwijzingen van het gevoel

De driftzone
Geeft ons **innerlijke** aanwijzingen van de hartstocht.

DE AURAVELDEN VAN HET MENSLIJK LICHAAM

De **rechterzijde** van het menselijk lichaam omvatten de z.g. **"uiterlijke auravelden of lichamen"**. Zij geven aanwijzingen, uitstralingen, lijnen, bewegingen en signalen met betrekking tot:

  # Onze uiterlijke energieën ;
  # Onze reacties op uiterlijke prikkelingen ;
  # Onze reacties op uiterlijke fysieke ziektebeelden ;
  # Het leren omgaan en het oplossen van het karma ;
  # Uitingen van het binnendringen van het onpersoonlijk karma ;
  # Uitingen van uiterlijke verlangens, gedachten en gevoelens ;
  # Geeft aanwijzingen van het ascendant (astrologie) ;

De **rechterzijde** van het menselijk lichaam is dus de **zetel** van de menselijke begeerte en begeertebevrediging.

De **linkerzijde** van het menselijk lichaam omvatten de z.g. '**Innerlijke auravelden of -lichamen**'. Zij geven aanwijzingen, uitstralingen, lijnen, bewegingen en signalen met betrekking tot :

  # Onze innerlijke energieën ;
  # Onze reacties op innerlijke prikkelingen ;
  # Ons '**Ik**'- verleden (= karma) en '**karmisch-rooster**' ;
  # Onze karaktereigenschappen ;
  # Uitingen van innerlijke psychosomatische ziektebeelden
  # Uitingen van innerlijke verlangens, gedachten en gevoelens ;
  # Geeft aanwijzingen van het sterrenbeeld (astrologie) ;

De **linkerzijde** van het menselijk lichaam draagt de kern in zich van ons oerbestaan en is de zetel van onze zuivere gevoelens , waarden en normen.

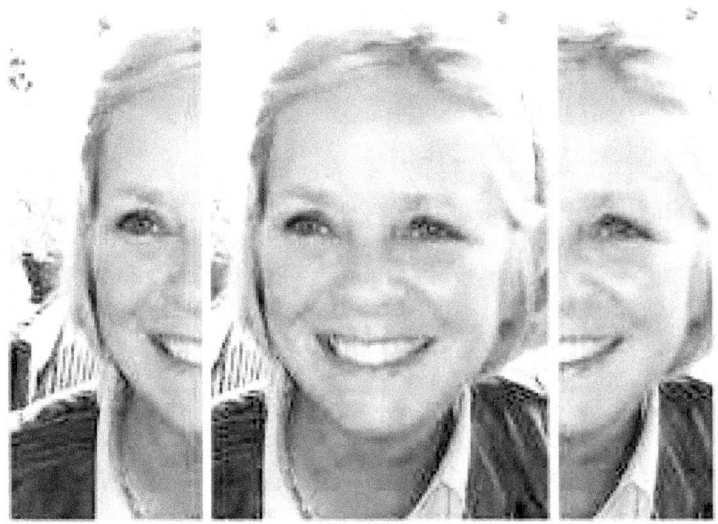

HOOFDSTUK 8

Het ontstaan van het karakter en de persoonlijkheid

Het menselijk karakter

Het ontstaan en de ontwikkeling van het menselijk wezen (= karakter) wordt veroorzaakt door:

De fundamentele erving van het authentieke innerlijk uit vorige levens ;
De keuze van de vader en de moeder ;
De keuze, tijdstip en het moment van de intreding bij de conceptie ;
Het ontstaan en de groei van de aangeboren eigenschappen door overerving ;
De keuze, tijdstip en het moment van de geboorte ;

(Door middel van lijnen, trekken, uitstraling en gebaren weerspiegelt het karakter zich in het linker-lichaamsdeel, linkergelaatshelft en linker-auraveld.)

De menselijke persoonlijkheid

Het ontstaan en de ontwikkeling van de menselijke persoonlijkheid wordt veroorzaakt door:

De levenservaringen uit vorige levens ;
De ervaringen in de moederschoot ;
(= prenatale levenservaring)
De ervaringen tijdens de geboortefase ;
De ervaringen in de eerste levensfase van 0 tot 6 jaren ;

68

De ervaringen, ontplooiingen en ontwikkelingen gedu-
rende het gehele leven ;

(Door middel van lijnen, trekken, uitstraling en gebaren weerspiegelt de persoonlijkheid zich in het rechter lichaamsdeel,
rechter gezichtsdeel en rechter auraveld)

Het karakter

Het karakter is het fundament of de kern van de persoonlijkheid en wordt vooral actief in relatie tot het eigen IK / **Innerlijk**, tot de eigen verantwoordelijkheid en waardebepalingen en
van daaruit tot bepaalde attitudes en gedragsdisciplines.
Het karakter bepaalt mede de persoonlijkheidsstructuur in
relatie tot de sociale omgeving en het is zeer moeilijk om iets te
zeggen over karaktereigenschappen in het algemeen of omtrent
die van een bepaalde persoon in het bijzonder.
Ook als men als fysiognomist (= gelaatkundige) tracht een zo
goed en uitgebreid beeld van een persoon te geven, dan is het
toch niet goed mogelijk om precies aan te duiden wat het juiste
en diepe karakter van een mens in wezen is, wat echt is en wat
schijn, wat constant is en wat variabel, immers het is altijd aan
bepaalde situaties gebonden.
Wil men als fysiognomist (= gelaatkundige) de oneindige, individuele variatie mogelijkheden zo min mogelijk tekort doen, dan is
men aangewezen op zoveel mogelijke aanwijzingen die zijn toe
te passen op de menselijke persoonlijkheid.

Het karakter en het daarin opgesloten karma

De menselijke evolutie dankt nóóit iets af dat ooit nog eens van
pas kan of moet komen. Gedurende de afgelopen duizenden
jaren heeft de mens zich aangepast aan zijn beschaving.

69

In de diepste 'diepten' van zijn innerlijk wezen moeten er nog vele en vele eigenschappen en vermogens verborgen liggen die het gedurende grote droogte, ijstijden en wereldverschuivingen van de afgelopen duizenden jaren heeft ontwikkeld en die 'opgeborgen' zijn in de 'voorraadkast' van zijn genen voor het geval ze ooit nog nuttig zouden kunnen zijn of worden.

In de mens is dus een soort 'onderlaag' of 'voedingsbodem' aanwezig dat veel duurzamer is dan zijn normale dagelijkse 'persoonlijkheid'.

Dat dit diepere IK / ZELF over uitzonderlijke vermogens lijkt te beschikken is zo verbazingwekkend dat ons dagelijkse IK / ZELF er steeds weer van opkijkt.

Er zijn aanwijzingen dat deze 'onderlaag' of 'voedingsbodem' de lichamelijke dood overleeft en bij machte is sommige van deze vermogens naar believen te gebruiken.

Definitie van het karma

Het doen en laten van de mens tijdens zijn aardse bestaan en die eventueel beslissend kunnen zijn voor een volgend leven ;

Het lot van de mens, die afhangt van de daden die hij tijdens het aardse leven heeft verricht ;

Het is de som van alle goede, slechte, foute en ver keerde daden en gedachten van het aardse bestaan ;

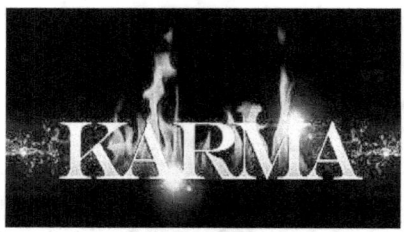

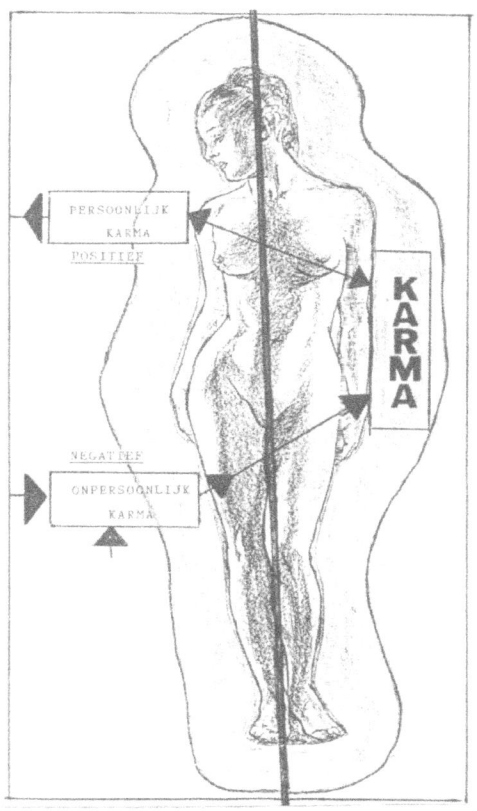

Gevolgtrekking

Het menselijk karma is dus een 'schuld' aan het **eigen ɪk** of **ZELF**, die ook door het eigen ɪk of ZELF moet worden opgelost op een tijd die het ɪk of ZELF bepaalt en op een manier die het ɪk of ZELF kiest.

Men kan en mag **nóóit** als een excuus worden gebruikt, omdat iedereen in staat moet worden geacht deze 'schuld' af te lossen

71

en met zichzelf in het reine te komen wanneer men zelf daartoe besluit. Zolang de schuld niet wordt afgelost, is men de enige die haar niet aflost.

Om de 'schuld' af te lossen dient men vaste patronen van het leven op te lossen en de verantwoordelijkheid op zich nemen voor de persoon en mens die men is.

Het 'persoonlijk' karma

Het "persoonlijk" karma bestaat uit goede en foute daden, vergissingen en handelingen in ons denken, voelen en handelen, die de menselijke ziel als vroegere resten uit eerdere levens heeft meegebracht en die vervolgens in dit leven gecorrigeerd moeten worden.

Op dezelfde manier waarop wij in het verleden fouten en vergissingen hebben begaan, zo zal ook ons handelen in het huidige leven risico's op ons uitoefenen.

Het 'onpersoonlijk' karma

Bij dit karma bepaalt de 'buitenwereld' wat we al of niet moeten voelen, al of niet moeten denken, al of niet moeten doen of al of niet moeten handelen.

Bij een 'onpersoonlijk' karma kunnen we sterk beïnvloed worden door wat anderen van ons denken én vinden.

We proberen dan een bevestiging van ons zelf te krijgen door middel van de af- of goedkeuring van anderen, daardoor wordt het punt van bewustzijn verplaatst, omdat dan het centrum in anderen komt te liggen.

De 'persoonlijkheid' wordt dan een product van invloeden van buitenaf. Velen krijgen hierdoor problemen met hun 'identiteit', hun eigen IK of ZELF en dus met de relatie met zichzelf.

Wanneer we het centrum van onze 'persoonlijkheid' in die 'buitenwereld' gaan leggen, dan nemen we het risico onze ziel met dat 'onpersoonlijk' karma te identificeren, met alle gevolgen van dien.

De persoonlijkheid

Onder de **totaliteit** van de menselijke persoonlijkheid verstaat men het menselijk patroon van functioneren door middel van neigingen, die voor een belangrijk deel **onbewust** zijn, die meestal niet gemakkelijk uitgewist of veranderd kunnen worden en die zich op allerlei gebied kunnen uiten:

\# Hoe men denkt, hoe men hoort (luistert), hoe men (zich) voelt , hoe men (zich) ziet, hoe men spreekt, hoe men zich kleedt, hoe men zich voedt, hoe men handelt, hoe men reageert en hoe men zich gedraagt, zowel in situaties waarop men alleen is, als in situaties waar men met anderen te maken heeft.

Zo ook in situaties op sociaal gebied, zoals op het werk, op school, op feestjes, in het gezin, in de familie, in openbare gelegenheden, in het openbaar vervoer, bij verenigingen en dergegelijke.

De menselijke persoonlijkheid dient zodanig te functioneren dat we het "persoonlijk karma" er in kunnen oplossen. Dit betekent meestal dat we er niet aan kunnen ontkomen dat er een heroriëntatie plaatsvindt van eigen houding en herziening van eigen normen en waarden. Als we ons veertigste jaar nog steeds hetzelfde reageren, handelen en gedragen als op ons achttiende, dan hebben we in ons leven niet goed opgepast.

De vorming van de persoonlijkheid

De 'persoonlijkheid' dient zichzelf te vormen. Men is namelijk ten alle tijden zelf verantwoordelijk voor het gehele doen en laten in ons leven.

Men zal in ieder geval de algemene regels, die gewenst zijn om de ontwikkeling en ontplooiing van zijn persoon gestalte te doen geven, in acht dienen te nemen.

Je wordt als mens als '**individu**' geboren. Het woord 'individu' betekent letterlijk 'ondeelbaar' en inderdaad is de mens een ondeelbaar geheel van lichaam en geest.

Als mens ben je een persoon te midden van vele andere personen en je dient samen te leven met die anderen, zoals in het gezin, familie, school, werk, natie, werelddeel en wereld. Dat is namelijk onze opdracht van onze aardse en hedendaags mens zijn.

Als mens dien je je dus te vormen, dat je steeds in grotere verbanden kan samenleven en samenwerken met andere mensen, mensen die je vaak vreemd zijn.

Om nu in, dat, met elkaar samenleven, niet verloren te gaan als mens, dien je als mens van 'persoon' een 'persoonlijkheid' worden.

Als **mens** mag je geen anoniem deeltje in de grauwe massa worden. Uiteindelijk ben je een mens met een geweten, met een besef van spelregels, van normen en van geboden en verboden.

Het 'individu' wordt 'persoon' door het samenleven en samenwerken met anderen, doch wordt een 'persoonlijkheid' als hij in dit samenleven de originaliteit en de echtheid van zijn mens zijn uit dit samenleven blijkt.

Velen streven naar het ideaal om een 'persoonlijkheid' te worden, doch hoe velen, die als 'origineel' werden geboren, sterven als 'kopie'.

Heel veel mensen huiveren om tot een 'persoonlijkheid' uit te groeien. Immers een 'persoonlijkheid' denkt, voelt en handelt onder **eigen** verantwoordelijkheid. Echter velen deinzen terug voor de strikt persoonlijke beslissing. Zij prefereren liever tegen de grote massa aan te leunen en zoals we zien wil die 'massa' een grote aanhang om daardoor met kwantiteit het gebrek aan kwaliteit goed te maken.

De mens is uitzichtloos zonder zijn medemens, daarom is de rijkste mens te vinden onder hen met de meest positieve relaties en contacten met anderen.

Daarom staat voor ieder mens, naast de lichamelijke en geestelijke vorming in de opvoeding tot de persoonlijkheid, ook de sociale vorming centraal.

Als mens ontdek je dan je eigen mogelijkheden, je eigen rijkdom, je eigen nood en je eigen zwakte **in, door** en **tijdens** je samenleven en samenwerken met anderen.

Een mens die beslissingen van zijn geweten dient te nemen, aanvaardt ook de consequenties ervan en hij zal dan ook dankbaar zijn het te mogen doen.

Daarom is het van het grootste belang dat wij onze persoonlijkheidsgevoelens in de hand kunnen houden en kunnen beheersen, zodat wij niet alleen sociaal-levensbeschouwelijk, maar ook lichamelijk en geestelijk een ondeelbaar geheel kunnen worden.

Als wij de juiste persoonlijkheidsstructuur bezitten, dan kan het ons ook inzicht verschaffen in datgene wat een ander 'karakteriseert' en zijn we in staat een ander beter te doorgronden en te 'personificeren' .

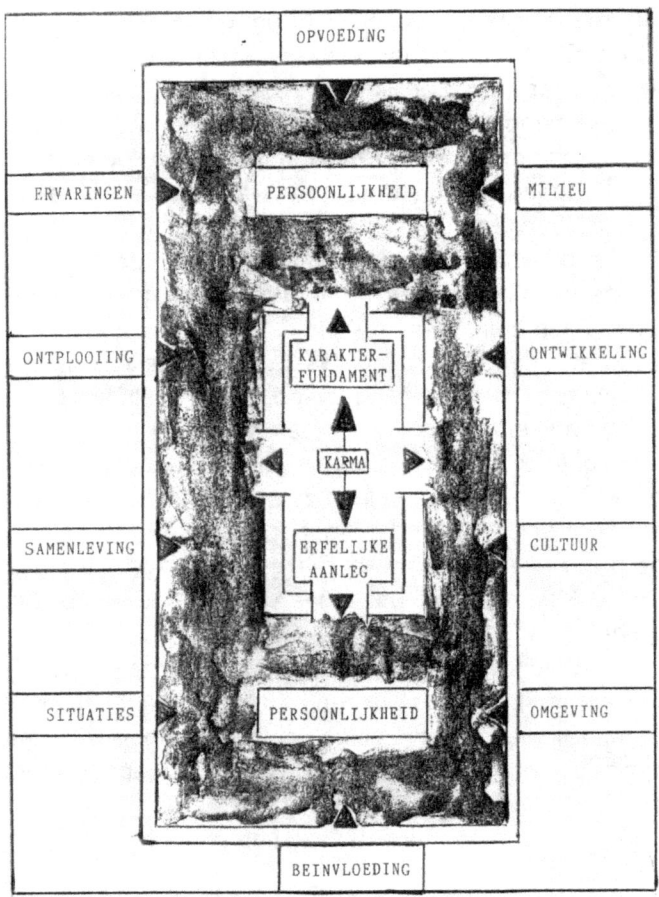

De menselijke persoonlijkheid

Het ontstaan van de menselijke persoonlijkheid is niet uitsluitend een "product" van opvoeding en invloeden van buitenaf, maar ook het karakterfundament en de erfelijke aanleg spelen er een belangrijke rol in mee.

76

HOOFDSTUK 9

Het gelaat en zijn uitgangspunten

Het gelaat drukt de gemoedstoestand uit, die kan variëren van de lichtste emotie tot de heftigste geprikkeldheid, woede, wraakzucht of jaloezie. Het gelaat bezit een aantal belangrijke uit gangs- punten, die van invloed kunnen zijn bij het beoordelen van anderen. Deze uitgangspunten worden gevormd door de, in het gezicht aanwezige (onder)delen en de zintuigen van het gelaat.

de schedel
Sommige gelaatkundigen beschouwen de schedel als één van de belangrijkste schakels bij een gelaatkundige observatie. De schedel herbergt onze hersenen en volgens 'deskundigen' gaat onze geest er in schuil. Juist vanwege dit feit denken sommigen dat een nauwkeurige bestudering van de vorm en de omtrek van de menselijke schedel een aanwijzing zou kunnen geven over de relatie tussen eventuele karaktereigenschappen. Deze pseudowetenschap wordt aangeduid met 'frenologie' (schedelleer), doch uit echt wetenschappelijk onderzoek is gebleken dat de vorm én de omtrek niets te maken heeft met de mentale krachten of karaktereigenschappen. Mensen met grote hoofden zijn niet meer of minder intelligent dan mensen met kleine hoofden.

het hoofdhaar
Uit de kleur en de vorm van het hoofdhaar kan men belangrijke gevolgtrekkingen maken betreffende het karakter (= kleur) en de persoonlijkheid (= vorm). Indien het haar gekleurd of geverfd is dan staat de persoonlijkheid onder de aandacht.

het voorhoofd

Het voorhoofd weerspiegelt de mate van rust en onrust van aandacht en nieuwsgierigheid, al naar mate het voorhoofd glad, gefronst of gespannen is; samengetrokken in heftige beroering en inspanning of somber en verteerd door kommer en verdriet. Het voorhoofd bedekt ook onze gedachten.

de wenkbrauwen

De wenkbrauwen bepalen het wezen, het temperament en de stemming van de mens. Bij het veranderen van de wenkbrauwen zal óók het totaalbeeld van de persoonlijkheid veranderen. De stand, de vorm én de loop van de wenkbrauwen verraden dus de karaktereigenschappen en de gemoedstoestand van de mens.

de ogen

De ogen zijn het symbool van de menselijke levenskracht en worden terecht beschouwd als de 'spiegels' van de menselijke ziel. De ogen zijn in staat zonder woorden boodschappen over te brengen. De ogentaal is belangrijk voor de ontwikkeling van de menselijke persoonlijkheid. De indruk, die iemands ogen op een ander maakt, wordt niét bepaald door de vorm van de ogen of de wijze waarop de ogen in het gezicht zijn gesitueerd, maar door de **blik** van die blik.

de neus

De neus weerspiegelt de persoonlijkheid. Aan de neus is waar te nemen hoe de ander zich opstelt tegenover de omgeving en tekent de menselijke geest: "Zoals de neus is, is de mens". Hoe symmetrischer de neus van vorm in het gelaat, des te harmonischer is de houding van de mens.
De neus behoort precies 1/3 van het gelaat uit te maken.

de mond :

Een goede mond is al datgene wat een harmonisch beeld schept. Gevaar dreigt wanneer de mond, anders dan normaal, een verwrongen aanblik biedt, waardoor de oorspronkelijke harmonie van de gelaatstrekken verstoord is. De mond, gevormd door o.a. de lippen, drukt begeerte uit, alsmede geconcentreerd denken, woede, afgunst, en geïrriteerdheid.

De mond zendt ook steeds, bewust of onbewust, karakter- en persoonlijkheidssignalen uit. Wij kunnen eerst dan een oordeel over de mond vellen als wij die gadeslaan bij het spreken, (glim)lachen, lachen, of huilen. De mond wordt tot de z.g. 'onderzone' van het gelaat gerekend, een zone die het driftleven aangeeft.

de lippen :

De lippen, onderdeel van de mond, bepalen de opvallendste karaktereigenschappen van de mens. Zij zenden, bewust of onbewust, voortdurend signalen uit, waaruit men die karaktertrekken kan aflezen. Het is mogelijk, door een nauwgezette beoordeling van de lippen ook de juiste conclusies te trekken betreffende het innerlijk leven van de ander.

De **bovenlip** kenmerkt het geestelijk leven en houdt verband met de gemoedsaandoeningen en het zielenleven.

De **onderlip** kenmerkt het gevoelsleven en heeft betrekking op het lichamelijke, de materie, het wereldse en het zingenot.

de oren :

Het menselijke oor geeft ons aanwijzingen betreffende het lichamelijke en gevoelsleven van de mens.

Als het **linkeroor groter** is dan het rechteroor, dan domineert het verstand en de innerlijke krachten.

Is daarentegen het **rechteroor groter** dan overheerst het gevoel en de uiterlijke krachten.

het gebit :

Het gebit geeft een indruk van de levensproblemen van de mens. Het bovengebit geeft dit weer van de innerlijke problemen en het ondergebit van de uiterlijke. De onderlinge verhouding tussen tanden en kiezen leveren het bewijs van overeenstemming in harmonie en disharmonie.

de kin :

De kin bepaalt in grote lijnen het type mens wat betreft zijn innerlijke (= geestelijke) en uiterlijke (= lichamelijke) energie.

de hals / de nek :

De hals/nek wordt beschouwd als het visitekaartje van de mens. De voorkant heeft een betekenis bij de beoordeling van het uiterlijke (= lichamelijke) leven. De achterkant geeft aanwijzingen omtrent het geestelijke (= innerlijk) leven.

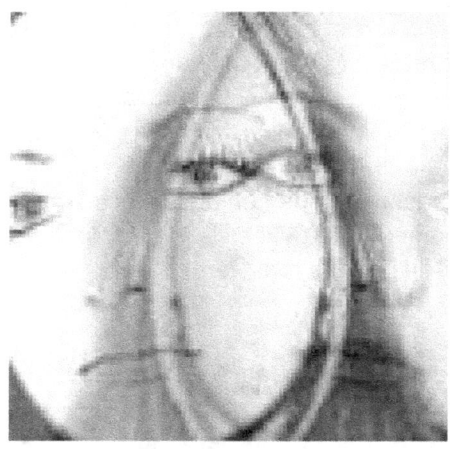

HOOFDSTUK 10

De mens en zijn schaduwbeeld

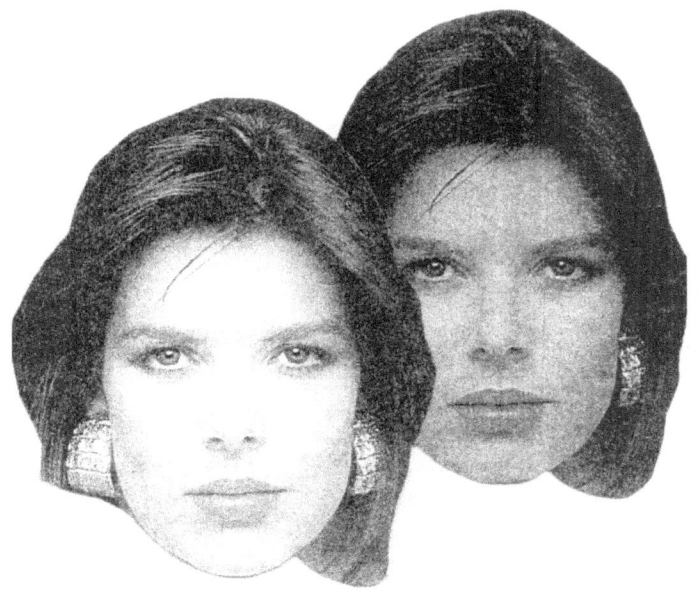

Een belangrijk beoordelingsaspect

Naast het, in het karakter opgeslagen fundament van de emotionele en gevoelsexpressie en het vermogen deze te herkennen, dienen wij bij het observeren en het beoordelen van het gezicht/gelaat ook nog een belangrijk opgeslagen menselijk me- chanisme in onze beschouwing mee te nemen. Dit mechanisme verzorgt namelijk de disharmonie in de menselijke geest. Ieder mens leeft daarom altijd in twee werelden tegelijk en laat hem hiervan de gevolgen ondergaan.

81

Het doel van dit disharmonisch karaktermechanisme is om iedere menselijke activiteit van al zijn menselijkheid te ont- doen. Het probeert de mens een onmenselijke sfeer binnen te trekken. Het disharmonisch karaktermechanisme is dus een anti-menselijk mechanisme.

Het heeft zijn eigen plaats in de mens ingenomen en heeft als taak de menselijke ziel te voorzien van alle middelen tot verzet van het gevoelsleven.

Dit disharmonisch karaktermechanisme kan er zelfs voor zorgen dat de mens een werktuig wordt van macht en terreur, zoals vele Romeinse keizers, Islamitische vorsten, Aziatische tirannen, kerkelijke hoogwaardigheidsbekleders, Europese koningen en vele staatshoofden, zoals Stalin, Hitler, Amin, Khaddafi, Khomeini, Ceausescu, Pol Pot, Saddam Hoessein, Milosewitch, Mugabe, Assad en nog vele anderen, maar ook terroristische en Islamitische organisatie, zoals we die de laatste jaren kennen: Al Qaida, ISIS (= IS of Levant), Bokom Haram, Al Shabab e.d..

Zelfs in kleine kring komt macht en terreur, als gevolg van dit disharmonisch mechanisme voor. Kijk maar eens gewoon goed rond. Men komt het tegen in gezinnen, in families, in en op het werk, op straat, in en op school, in de sport en ga zo maar door.

En worden wij ook niet elke dag geconfronteerd met deze disharmonie, ook al is het misschien niet zo extreem ?

De strijd tussen het menselijk IK en het genadeloze, gevoelloze en anti-menselijk mechanisme wordt steeds in het menselijk leven weerspiegelt. Slechts door zich tegen dit mechanisme te verzetten of er druk op uit te oefenen is de mens in staat de juiste morele geestelijke weg te vinden.

Het disharmonisch mechanisme ligt altijd als een soort 'booby-trap' verankerd in het karakterfundament en er hoeft maar iets te gebeuren en het treedt onmiddellijk in werking.

Ieder fatsoenlijk mens kan dus veranderen in een duivels mens, met andere woorden, doodgewone, aardige, geestelijke gezonde mensen kunnen onder bepaalde omstandigheden binnen de kortste tijd veranderen in beulen en dictators, die anderen net zo lang psychisch en lichamelijk kunnen martelen tot dat zij breken.

Het slapende beest in de menselijke geest kunnen we niet meer in bedwang houden. Wetenschappelijk onderzoek in 1971 met het z.g. "**Stanford Prison Experiment**", uitgevoerd door de Amerikaanse psycholoog en wetenschapper **Philip Zimbardo** aan de Stanford Universiteit in San Francisco, bewijst bovenstaande stelling.

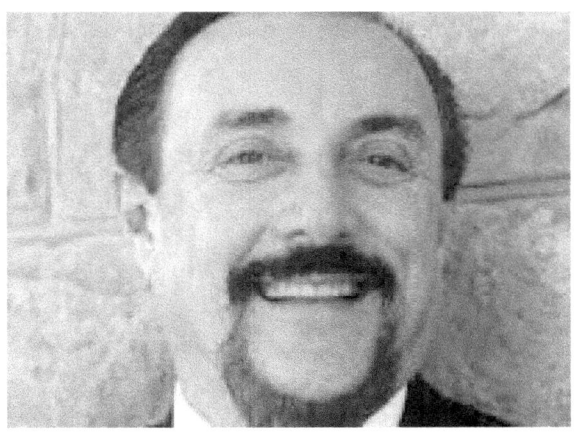

Philip Zambardo

Philip Zimbardo, geboren 23 maart 1933, sociaal psycholoog en wetenschappelijk onderzoeker en actief in de persoonlijkheidspsychologie

Studenten werden willekeurig in twee groepen opgesplitst: een groep van gevangenen en een groep van bewakers. Na korte tijd begonnen de studenten zich naar hun rol te gedragen : gevangenen werden onderdanig en bewakers kwamen in de verleiding om hun macht te misbruiken.

Het experiment werd stopgezet toen **Christina Maslach**, een studente die interviews afnam in de 'gevangenis', kritiek op de mensonterende omstandigheden uitoefende. Slechts zes dagen van de geplande twee weken waren volbracht. Philip Zimbardo merkte nog op dat van de vijftig buitenstaanders die de gevangenis van binnen hadden gezien, Christina Maslach de enige was die vraagtekens bij de moraal ervan had gezet.

Het experiment toont de dramatische gevolgen van normale, gezonde studenten die in een namaakgevangenis werden gestopt. Het is een klassiek geworden voorbeeld van de kracht van de sociale situatie.

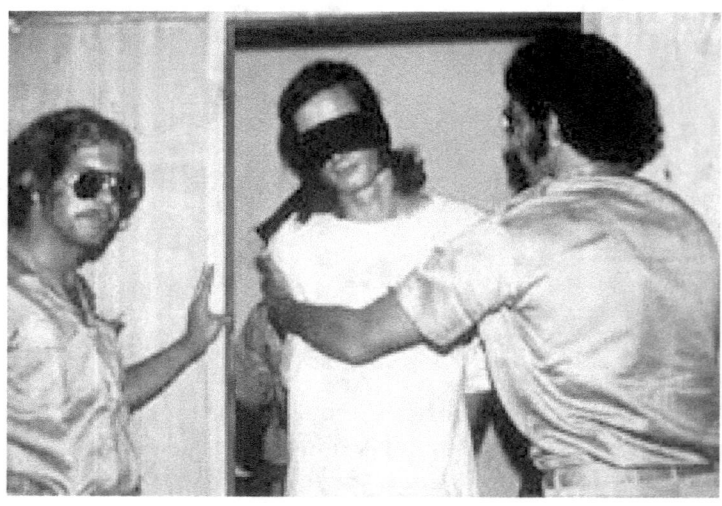

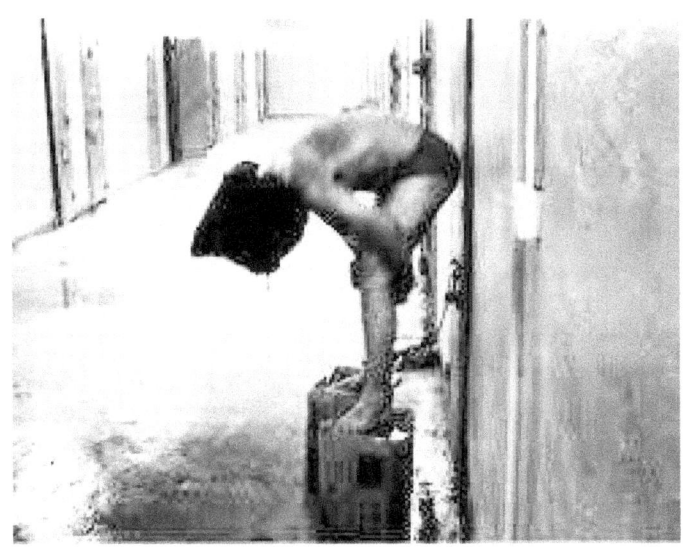

Het Stanford Prison Experiment

Een negatieve opvoeding, beïnvloeding of begeleiding is vaak de oorzaak dat het mechanisme uitgroeit tot iets gevaarlijks en groots.

Vanaf het achtste levensjaar begint het zich reeds te ontwikkelen. Hoe eerder wij het waarnemen, en het gelaat is daarvoor een prachtig punt van observeren, hoe meer er aan gedaan kan worden.

Het disharmonisch karaktermechanisme heeft altijd een degeneratie van de menselijke ziel tot gevolg. En deze degeneratie heeft ook weer gevolgen in het menselijke gedrag en in de menselijke houding. Daarom is het van het grootste belang met dit feit in een gelaatsbeoordeling rekening te houden. Zichtbare kenmerken van een disharmonisch karaktermechanisme kunnen zijn:

85

- # Men heeft geen respect voor anderen ;
- # Het doel heiligt alle middelen ;
- # Men gaat over lijken ;
- # Men heeft geen enkel belang bij het lot van anderen ;
- # Men vertoont sterk sadistisch gedrag ;
- # Men dwingt verering en aanbidding van de eigen persoon af ;
- # Men heeft alleen maar belangstelling voor eigen denk-beelden en gedachten ;
- # Anderen zijn uitsluitend een instrument om het eigen IK te bevredigen ;
- # Men eist waardering en opoffering, maar weigert zelf te geven ;
- # Mensenlevens tellen niet ;
- # Men wil altijd de baas spelen en zijn uitsluitend bezig met egoïstisch gedrag ;
- # Een sterk minderwaardigheidscomplex, wat versluierd wordt door geestelijke wreedheid
- # Weet altijd eigen gevoelens en gedachten 'verborgen' of 'verscholen' te houden.

'Waarom doen goede mensen duivelse daden?', 'Waarom doen slimme mensen domme dingen?' en 'Waarom doen gewone mensen onverwachte dingen?'. Allemaal vragen die te maken hebben met ons schaduwbeeld

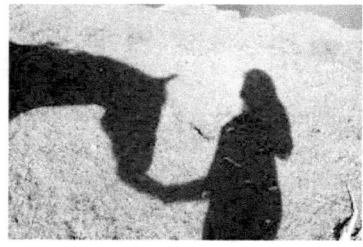

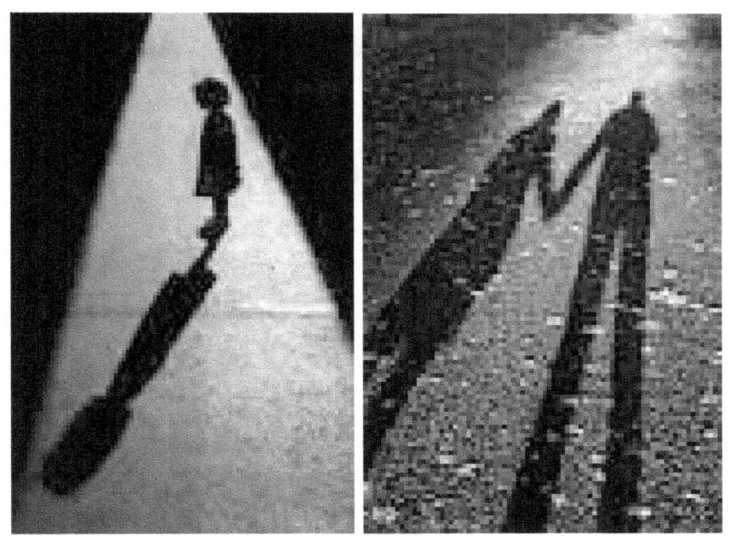

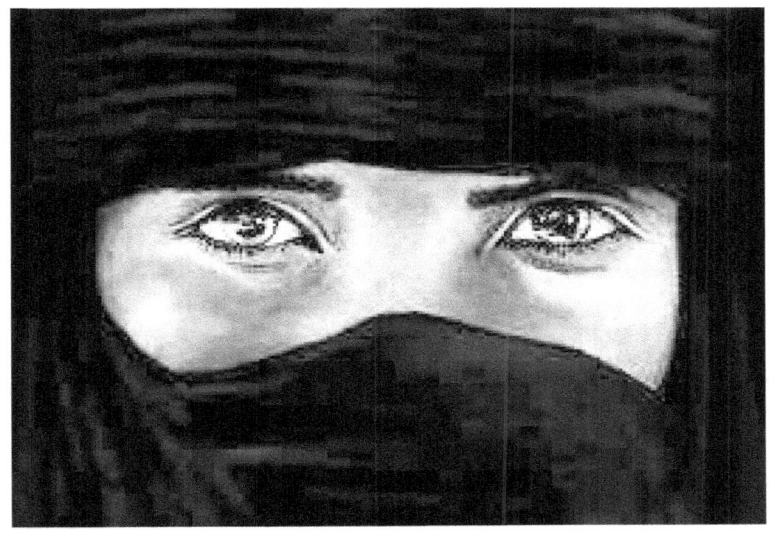

HOOFDSTUK 11

Het gelaat en het juiste observeren daarvan

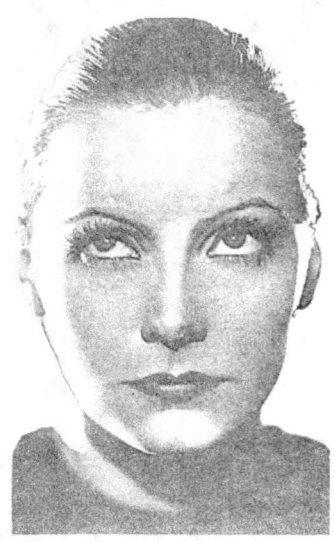

In de loop van de menselijke evolutie heeft de mens, naast zijn karakteristieke gezichtsuitdrukking, een groot aantal, alsmede een grotere verscheidenheid aan gelaatsuitdrukkingen eigen gemaakt en hij kan dan ook die uitdrukkingen op verschillende manieren en voor verschillende doeleinden gebruiken.

Zo kan een gelaatsuitdrukking een onderdeel vormen van een emotioneel antwoord op een directe prikkel of aansporing. Iets maakt ons kwaad en op ons gelaat verschijnt een kwade blik of iets geeft ons plezier en op ons gelaat verschijnt een plezierige uitdrukking.

Bepaalde uitdrukkingen heeft men 'geleerd' van ouderen, dat wil zeggen dat de gelaatsuitdrukking 'aangeleerd' is.

Zo is ons vaak een 'juiste' manier van kijken aangespoord om ons gelaat een uitdrukking te geven tijdens een feest, begrafenis, (speciale) bijeenkomsten. We 'passen' onze gelaatsuitdrukking 'aan' van wat men van ons 'verwacht'. Als men altijd maar met dezelfde gelaatsuitdrukking zou lopen, dan zou men bijna altijd met een 'stalen gezicht' overkomen.

Door onze samenleving en door onze ervaringen met andere rassen en culturen hebben we ons repertoire ook afgewisseld met zogenaamde 'tactische' uitdrukkingen.

Men kan namelijk bepaalde gelaatsuitdrukkingen tonen om andere te laten zien hoe men zichzelf voelt of hoe anderen zich voelen en gedragen.

Men kan er in de meeste gevallen wel van uitgaan dat de meeste gelaatsuitdrukkingen aspecten van gebeurtenissen weergeven of een aanvulling vormt.

Dit alles impliceert, dat we naast de gelaatsuitdrukkingen, ook de gebaren en het gesproken woord in onze beoordeling dienen mee te nemen om een zo goed mogelijke persoonsbeschrijving te geven.

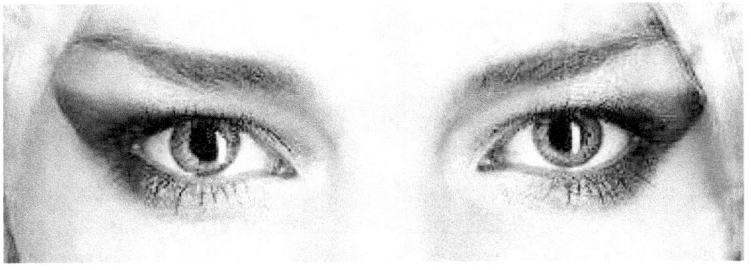

De ogen zijn de spiegels van de ziel, ook al zijn die gecamoufleerd door make-up

Zoals wij 'normaal' anderen observeren
(zie: afbeelding 1)

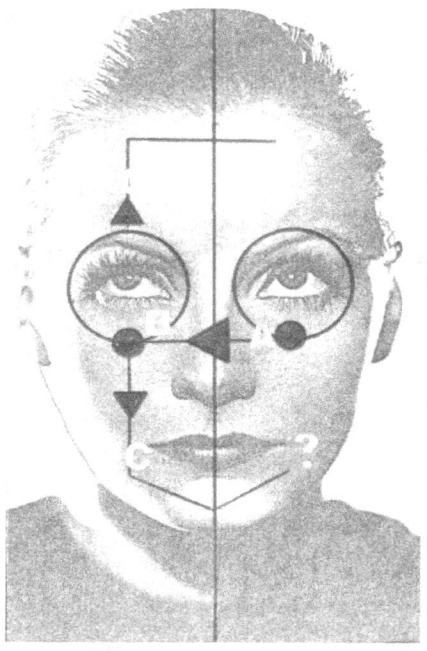

afbeelding 1

Als we iemand tegenkomen of als we iemand observeren of aankijken zal onze eerste blik **altijd** gericht zijn op het linkeroog. Onmiddellijk zal degene die 'bekeken' wordt er onbewust voor zorgen dat de blik niet gefixeerd blijft op dat linkeroog. Een bepaald innerlijk mechanisme zorgt er voor dat de blik door het rechteroog wordt 'overgenomen'. Deze 'actie' gebeurt in fracties van honderdste tot duizendste van seconden. Dit is na-

90

melijk geheel afhankelijk van de geestelijke, innerlijke instelling van de persoon in kwestie.

Zo wordt men 'gedwongen' de blik te fixeren op de rechter gelaatshelft (B & C), waarbij naar het oog, de neus en de mond de meeste concentratie gaat.

Doordat de rechterzijde van het gelaat in de meeste gevallen de linkerzijde overvleugelt, wordt onze blik ook naar de linkerzijde gebracht, alwaar we dan in een soort 'niemandsland' (= ?) terechtkomen, omdat we in de war worden gebracht door onze indrukken die de rechterzijde aan ons heeft 'doorgegeven'.

Door deze methode van observeren worden we dan veelal op het verkeerde been gezet en geven we een oordeel wat alleen maar de uiterlijke prikkels en eigenschappen ons vertellen.

De bedoeling van onze onbewuste handeling is de bescherming van het eigen innerlijk (= **IK**) en de aangeboren eigenschappen. Niemand wil zich graag 'blootgeven', ook wij zelf niet. Vandaar dat het zo moeilijk is om de karakteristieke menselijke eigenschappen te ontdekken.

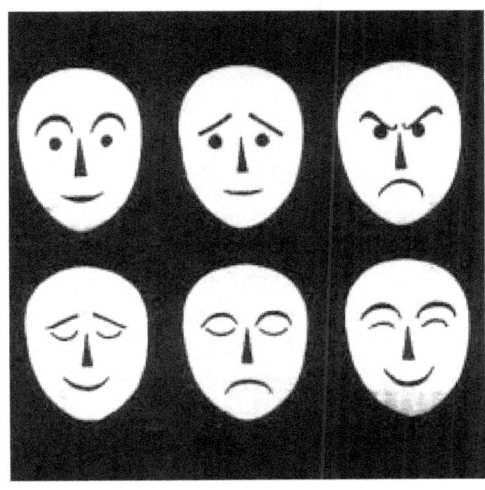

91

Zoals wij anderen dienen te observeren
(zie: voorbeeld 2)

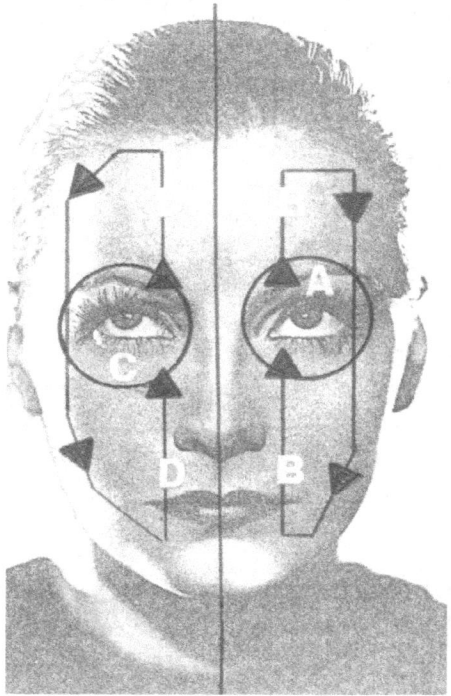

afbeelding 2

Om een zo goed mogelijk oordeel te geven *hoe* iemand in zijn 'wezen' is, zullen we onze gewoonte van observeren dienen te veranderen. Bij het observeren van een gelaat dienen wij ons nu niet meer onbewust te laten '**misleiden**' c.q. '**verleiden**' om onze blik te richten naar het rechteroog / rechtergezichtshelft of rechtergelaatstrekken.

92

Wij dienen nu wat 'langer' het linkeroog / linkergelaatshelft / linkergelaatstrekken in onze blik 'vast te houden'. Je geeft dan namelijk je intuïtieve beoordelingsvermogen de kans een juister oordeel te vormen over die belangrijke karakteristieke menselijke eigenschappen, die uiteindelijk achter het doen en laten van de mens staan.

Met het 'vasthouden' bedoelen we niet iemand aanstaren of met een bepaalde blik bekijken, want daar schuilt namelijk een groot gevaar in. Mensen houden er nu eenmaal niet van 'aangekeken' te worden of met een bepaalde blik 'aangestaard' te worden.

Je krijgt dan gauw reacties van: "Heb ik wat van je aan?" of "Moet je wat van me?" of "Kijk je familie aan" en dergelijke. Mensen kunnen zelfs zeer agressief worden als je ze sterk aan zit te kijken.

Belangrijk is dan ook bij het observeren zo onopvallend opvallend te kijken. Als we met iemand praten of contact leggen is het wel belangrijk die iemand ook aan te kijken, zodat we kunnen reageren op zijn innerlijke bedoelingen.

Als we een indruk hebben van de karakteristieke eigenschappen, dan kunnen we onze blik vervolgens ook richten naar het rechteroog / rechtergelaatshelft. We kunnen dan zien of degene voor ons een bepaalde 'camouflage' in zijn doen en laten heeft 'ingebouwd'.

Meestal doen mensen naar 'buiten' toe zich anders voor dan dat zijn in 'wezen' zijn. Hoeveel malen komt het niet voor dat mensen naar 'buiten' toe een glimlach produceren om zo anderen te laten zien dat ze gelukkig zijn, terwijl hun echte wezen diep ongelukkig is of dat mensen naar '**buiten**' toe een betrouwbare indruk geven, terwijl zij in hun wezen zo onbetrouwbaar zijn als wat.

We 'trappen' te vaak en te snel in de vele afleidingsma-
noeuvres die mensen met hun gelaatsuitdrukkingen - **bewust**
of **onbewust** - tentoonspreiden.

Ook bij het verdere observeren van de mens zal men zien dat
hij ook met zijn houding en gebaren ons kan **'afleiden'** van zijn
innerlijke, soms diepe gevoelens en bedoelingen.

Is het op deze wijze van observeren en waarnemen nu zo
moeilijk ? Nou en of !

Vooral in het begin wordt men in verwarring gebracht. Men gaat
vaak de eerste indrukken aan een soort onderzoek 'onder-
werpen'. Juist door die bewuste of onbewuste 'camouflage'
wordt ons beoordelingsvermogen op de proef gesteld.

Wij gaan twijfelen en maken vervolgens een verkeerde inschat-
ting. Men komt dan vaak later tot de ontdekking dat die eerste
indrukken niet zo slecht waren. Maar is het niet zo dat we vaak
door schade en schande wijs moeten worden ?

Om nu de juiste vorm van observeren en waarnemen in de
praktijk de baas te worden is het van belang eerst te oefenen
op foto's van goede bekenden om ons heen. Dit oefenen kan
dan ondersteunend werken in en met je praktische benadering
van en de omgang met anderen.

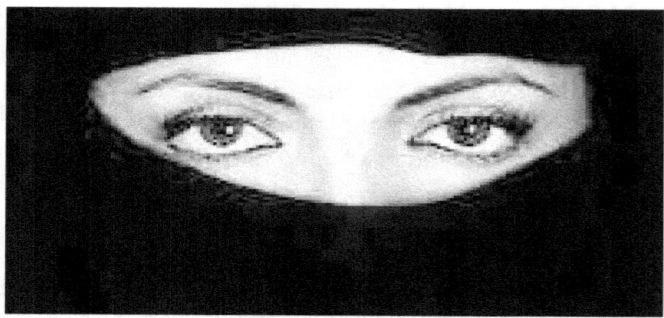

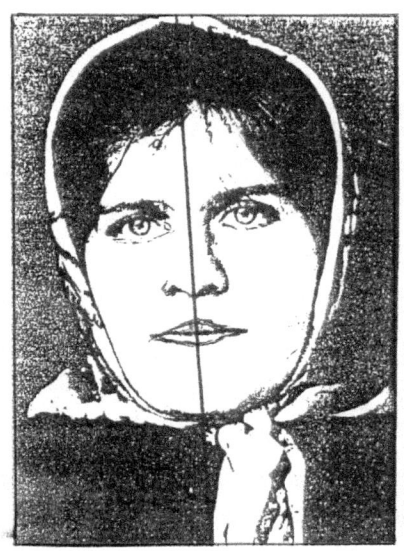 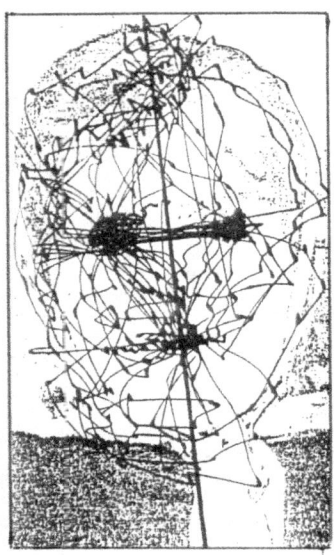

In de jaren vijftig van de vorige eeuw werden met
apparatuur proeven met foto's genomen om te kijken welk
deel van het gezicht het meest werd bekeken. In eerste
instantie werd het linkeroog bekeken om daarna
onmiddellijk naar het rechteroog te switchen

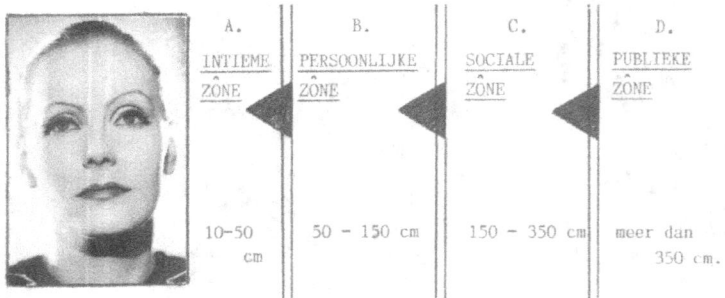

Zoals er ook 'afstandszones' voor het gehele menselijke lichaam gelden, zo zijn er ook 'afstandszones' met betrekking tot ons gelaat.

Bij het beoordelen van anderen dient men zich te vergewissen welke zone in acht dient te worden genomen. Door inbreuk te maken op deze menselijke afscherming zal degene, wie benaderd wordt, onmiddellijk reageren. Voor een 'mensenkenner' een prima leerobject. De afstandszones van het gelaat worden, net als de lichamelijke afstandszones, in een viertal zones ingedeeld, te weten:

1. De intieme zone
Van alle zones is dit wel de belangrijkste, want het is de afstand die een mens 'bewaakt' als zijn eigen bezit en men dient een afstand van het gezicht te handhaven vanaf 10 cm tot maximaal 50 cm. Alleen degenen, die emotioneel zeer nabij staan komen of mogen daar binnenkomen, zoals echtgeno(o)t(e), kinderen, intieme kennissen en vrienden, /vriendinnen, ouders, geliefden, sommige familieleden e.d.

Men kent echter in deze zone ook nog een zogenaamde '**sub-zone**'. Deze strekt zich uit van 0 tot 10 cm en waar alleen tijdens een intiem, erotisch of seksueel contact kan worden binnengekomen. Het is de meest intieme menselijke zone, die zonder toestemming nóóit betreden kan en mag worden.

2. De persoonlijke zone
Men dient hier een afstand van het gelaat te handhaven vanaf 45 cm tot 120 cm. De persoonlijke zone is de afstand die men tegenover anderen dient te bewaren op bijvoorbeeld recepties, cocktailparty's of op meer officiële feestelijkheden, partijen en vriendschappelijke bijeenkomsten.

3. De sociale zone
Men dient hier een afstand van het gelaat te handhaven tussen 120 cm tot 350 cm. Op deze afstand staat men tegenover onbekenden, zoals de loodgieter, televisiemonteur of klusjesman, die in het huis reparaties verricht of een postbode die een pakje afgeeft, de plaatselijke winkelier, een nieuwe collega en mensen die men niet goed kent.

4. De publieke zone
Men dient zich aan een afstand van het gelaat te houden van minimaal 350 cm. Dit is de afstand die men als prettig ervaart, wanneer men zich richt tot grote groepen mensen of mensen die ons niet aanstaan of zich niet wensen aan te passen aan onze gedachten, wensen of instelling.

Voor een 'mensenkenner', maar juist voor een 'gelaatkundige', is het observeren van mensen in deze zonesituaties het meest interessant. Zonder dat mensen er zich van bewust zijn, is men in staat mensen te observeren en te beoordelen in winkels, bij bushaltes, op stations, in spreek- of wachtkamers, in bus, trein, boot of vliegtuig, op verjaardagen en feestjes, tijdens vergaderingen en lezingen, bij sportevenementen, op de werkvloer, voor de loketten van bank en postkantoor en zelfs binnen de familiesfeer. Het observeren van mensen 'in de straat' is dan ook één van de beste leerscholen van de mensenkennis.

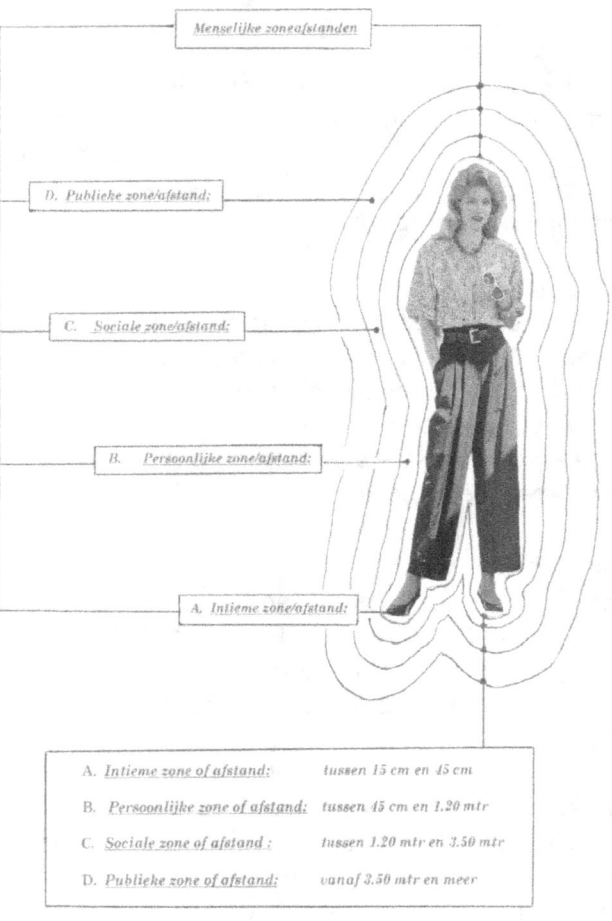

A. *Intieme zone of afstand:*	tussen 15 cm en 45 cm
B. *Persoonlijke zone of afstand:*	tussen 45 cm en 1.20 mtr
C. *Sociale zone of afstand :*	tussen 1.20 mtr en 3.50 mtr
D. *Publieke zone of afstand:*	vanaf 3.50 mtr en meer

HOOFDSTUK 13

Het oefenen van het leren 'lezen' van het gelaat

De eerste oefeningen

Oefening 1

Wie mensen wil beoordelen zal allereerst een basis dienen te leggen om van daaruit zich tot een goed 'mensenkenner' te ontwikkelen en te ontplooien. Een skispringer begint namelijk ook niet gelijk met de hoogste schans. En een sprinter op de schaats rijdt zijn 500 meter ook niet gelijk in 38 seconden.
Het juiste fundament kan gevormd worden door als volgt te werk te gaan:

\# Ga bij het waarnemen, beoordelen en analyseren er **altijd** van uit dat ....
...... anderen niet zijn, zoals jezelf bent ;
...... anderen niet denken, zoals jij denkt ;
...... anderen niet handelen, zoals jij handelt ;
Je dient **volkomen** neutraal en objectief je waarnemingen te doen

\# Maak uitsluitend gebruik van je **eigen** beoordelingsvermogen ;

\# Begin **altijd** met iemand die je kent ; Dit zou dus echtgeno(o)t(e), kinderen, broers of zusters, ouders, vrienden, vriendinnen, goede kennissen of bekenden kunnen zijn.
Als je iemand goed kent, zie je vaak in één oogopslag of hij of zij boos, teleurgesteld, verdrietig, zenuwachtig, gekwetst of moe is ;

99

Ga na welke **gevoelens** op het moment van waarneming wordt 'verhuld'. Die gevoelens zouden bijvoorbeeld boosheid, wanhoop, stress of ergernis kunnen zijn ;

Laat deze **gevoelens** een aantal seconden op je inwerken door goed naar de persoon te 'kijken' ;

Laat de **waarneming** door je beoordelingsvermogen 'registreren' en kijk welke gelaatstrekken die aanwijzingen van bijvoorbeeld boosheid, wanhoop, stress, verdriet of ergernis geven ;

Noteer je 'gegevens' op een stuk papier ;

Probeer er nu achter te komen waardoor die boosheid, wanhoop, stress, verdriet of ergernis is ontstaan ;

Als je hier achter bent gekomen probeer dan waar te nemen of die boosheid, wanhoop, stress, verdriet of ergernis diepliggend is gelegen of aan de oppervlakte ;

Noteer deze 'gegevens' weer op het stuk papier ;

Analyseer nu de 'gegevens' en bespreek het eventueel met de persoon die je hebt geobserveerd of jouw waargenomen 'gegevens', kloppen ;

Herhaal de oefening bij andere bekenden met andere gevoelsuitdrukkingen ;

Bewaar je analyses, zodat je ze kan vergelijken met de analyses, die je later gaat maken van waarnemingen als je weet hoe je tot de juiste beoordeling dient te komen.

Bij oefening 1 staat het natuurlijk vrij om met iemand samen te werken, zodat je de bepaalde waarnemingen kan vergelijken. Twee weten uiteraard meer dan één, nietwaar !

Oefening 1A

Laat een ander, liefst een bekende, ook eens een beoordelingsanalyse maken van jouw eigen gevoelens. Laat hem zijn indrukken opschrijven op papier en neem dan vervolgens samen door wat van die analyse klopt en wat niet klopt. Bewaar de analyse voor bij een latere waarneming.

Oefening 2

Neem een foto van een bekende persoonlijkheid, bijvoorbeeld een acteur, actrice, TV- of filmster, sport(st)er, politicus, lid koninklijk huis en dergelijke, waarvan beide gezichtshelften goed en evenwichtig uitkomen. Probeer vervolgens een persoonsbeoordeling te geven.

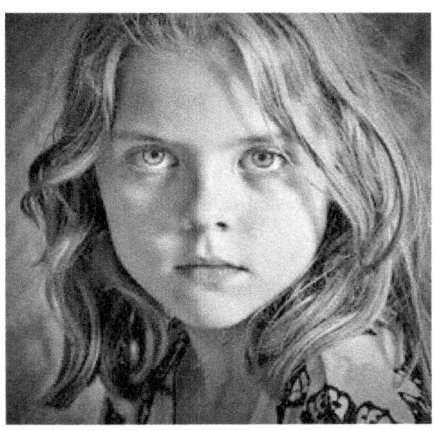

Kijk goed en geef aan de hand van je beoordelingsvermogen de punten aan waarop die beoordeling is gebaseerd.

Bewaar de afbeelding en uiteraard ook de opgeschreven 'gegevens', zodat je die later kan vergelijken met de analyses die je verder in deze training kunt maken.

Oefening 3

\# Neem een portret of een goede (pas)foto, waarbij het gelaat recht naar voren kijkt (= faceview) en een (zak)spiegeltje ;

\# Leg het portret of de (pas)foto op tafel en zet het spiegeltje er dwars/verticaal op, precies in het midden van het hoofd naar de kin ;

\# Is het spiegelbeeld naar de rechterhelft gericht (van ons uit gezien dus links), dan ziet men de door de spiegel veroorzaakte verdubbelde rechterhelft. Men ziet dan de persoonlijkheid in het 'gehele' gezicht ;

\# Doe deze handeling vervolgens met de linkerkant van het gelaat (van ons uit gezien dus rechts). De spiegel veroorzaakt nu een dubbele linkerhelft. Men ziet nu het karakter in het 'gehele' gelaat.

Deze oefening is er op gericht om duidelijk te laten zien dat het gezicht a-symetrisch en uit een vorm van dualisme bestaat.

Oefening 4

\# Maak een gelaatsfoto of portretfoto van iemand en wel zodanig dat de desbetreffende persoon **recht** in de camera kijkt, zodat rechter- en linkerhelft gelijk zijn ;

Laat de film bij een fotograaf/fotohandel of ontwikkelstudio ontwikkelen ;

Laat nu van het negatief twee afdrukken maken, namelijk één van de juiste zijde en één van de tegenovergestelde zijde. Je krijgt dan een goede afdruk, dus zoals het werkelijke gezicht is en een negatieve afdruk, waarbij links rechts wordt en rechts links ;

Knip nu beide foto's doormidden en leg de twee 'linker' gezichtshelften tegen elkaar en doe dit vervolgens met de twee 'rechter' gezichtshelften. Zo ontstaan er dus twee portretten, waarbij de één de persoonlijkheid vertegenwoordigt en de ander het karakter.

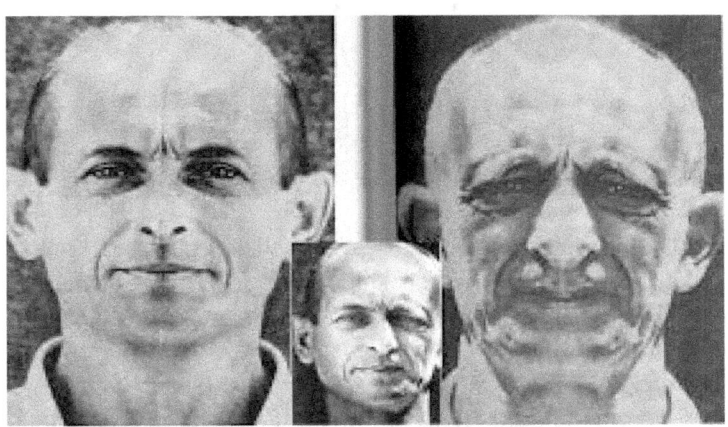

Otto Adolf Eichmann

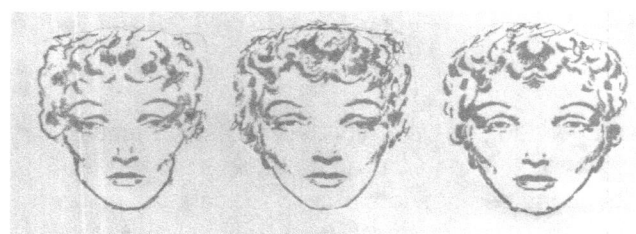

Marlene Dietrich
de persoonlijkheid (links) en de karakterkant (rechts)

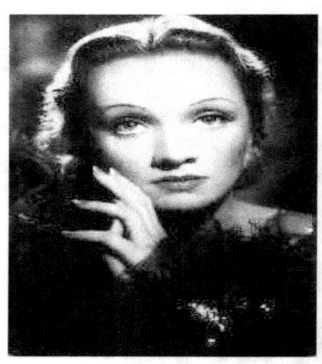 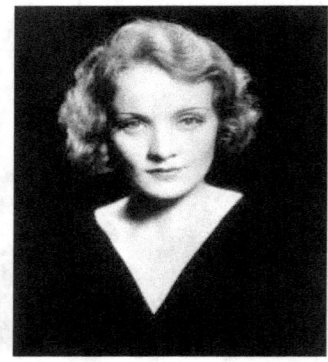

Marlene Dietrich biedt ons een gelaat dat iedereen wel kent. Als we het gelaat door midden knippen verraadt de ene helft een duidelijke moederlijkheid (rechts). Zij kon deze kant van haar wezen alleen niet zo uitleven, als ze misschien wel gewild had.   Aan de andere kant (links) zien we echter de 'vamp' , zoals we die o.a. uit de film 'De Blauwe Engel' kennen, een bardame, die zelf nog in deze tijd heel wat mannen zou weten te amuseren. Het is jammer dat het vrouwelijke in haar niet opgewassen was tegen de slimme en harde directeuren en managers van Hollywood en de showtheaters.

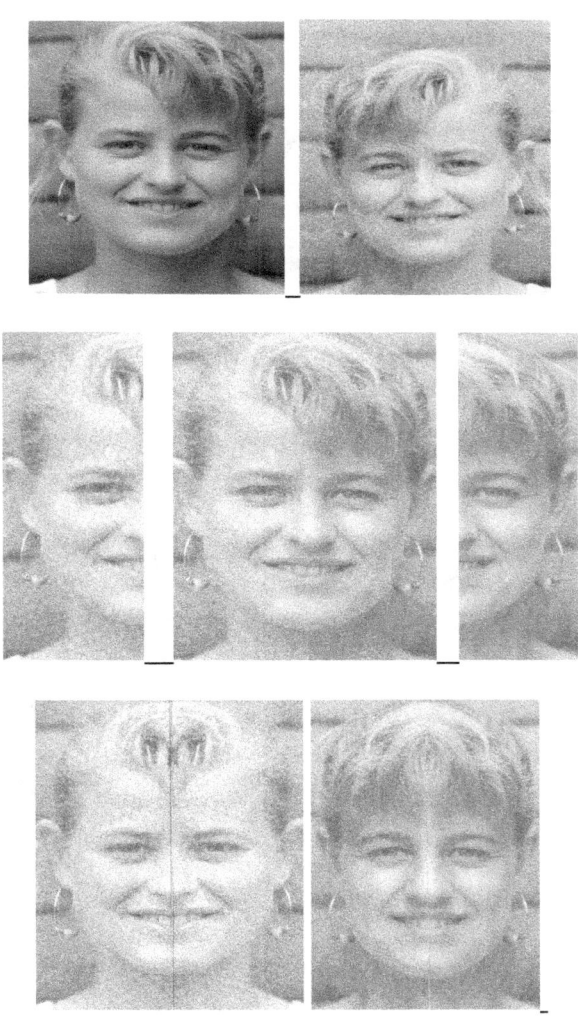

Voorbeeld A

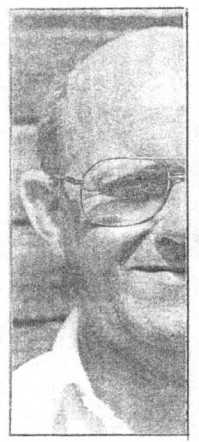 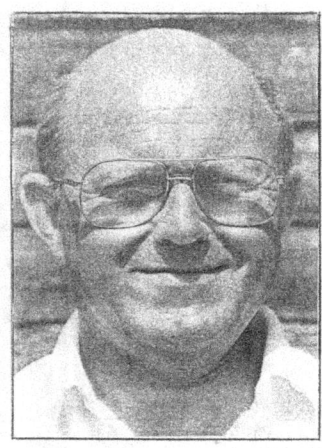 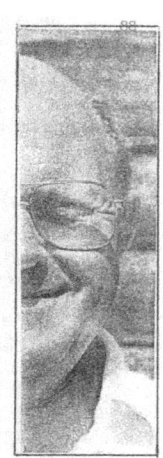

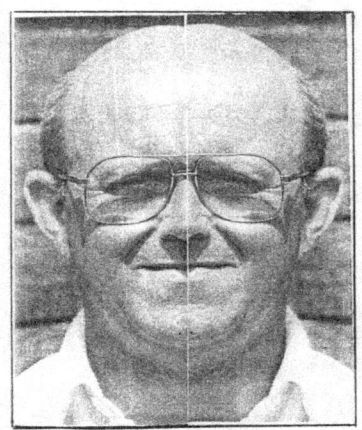 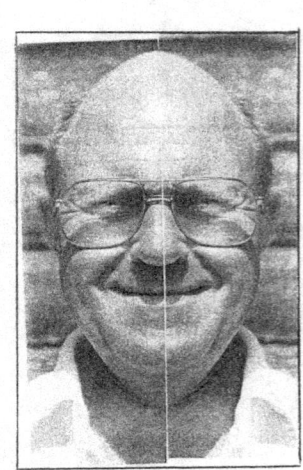

Voorbeeld B

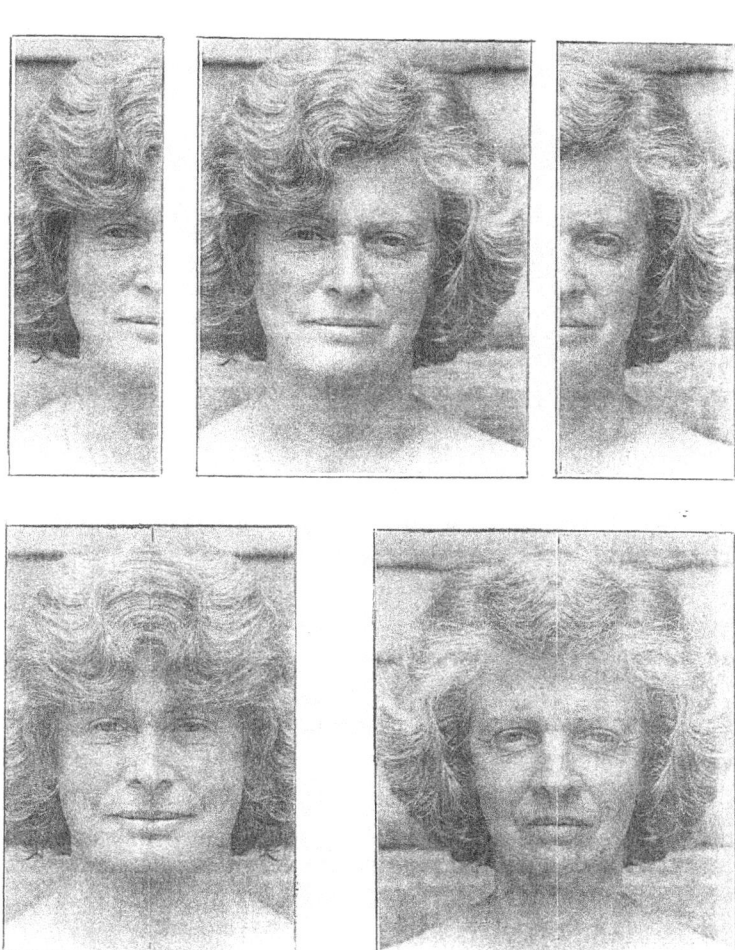

Voorbeeld C

Verdere oefeningen

Oefening 5

\# Neem een (pas)foto, waarop het gehele 'aangezicht' zichtbaar is (= face-view) en knip de pasfoto of foto precies verticaal doormidden ;

\# Fotografeer de rechterhelft en ontwikkel het negatief omgekeerd als 'linkerkant', zodat men hem tegen de bestaande rechterhelft kan plakken ;

\# Neem vervolgens weer een foto van het gehele gelaat dat bestaat uit de twee 'rechterhelften'.
Na het ontwikkelen en afdrukken ontstaat er een portret van een gelaat dat bestaat uit twee rechterhelften. Dit gelaat of portret vertegenwoordigt dan de menselijke 'persoonlijkheid'.

\# Doe deze handelwijze ook met de afgeknipte linkerhelft. Op die manier ontstaat er een gelaat of portret dat bestaat uit twee linkerhelften, die dan het menselijk karakter verte genwoordigt.

\# Leg nu beide foto's naast elkaar en men zal zien dat er twee verschillende 'personen' tegenover elkaar staan.

Uit het experiment van **oefening 4 en 5** zal men zien dat vele gelaatsvormen a-symetrisch gevormd zijn. Mensen hebben ook dikwijls een gevoel dat de éne kant 'beter' of 'mooier' is dan de andere kant. Er zijn ook mensen, in het bijzonder vrouwen, die ongetwijfeld graag hun gelaat zouden willen hervormen en daarbij de twee 'goede' gelaatshelften willen gebruiken.

Oefening 6

Experimenteer nu met eigen gemaakte foto's (face-views) en maak dan gebruik van de indeling aan de hand van bijgaand voorbeeld :

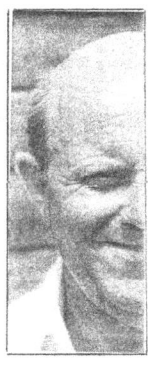 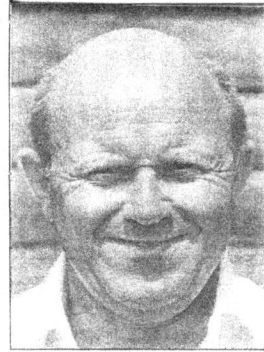 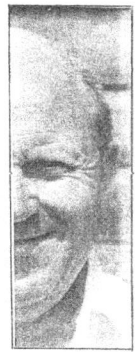

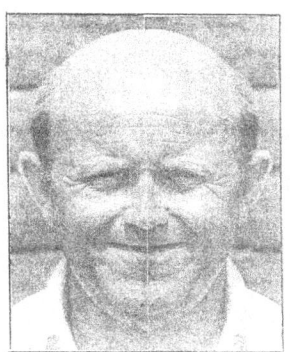 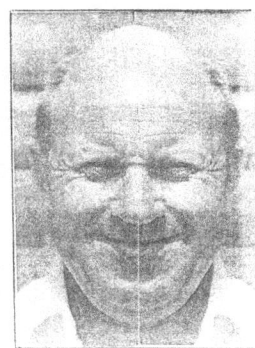

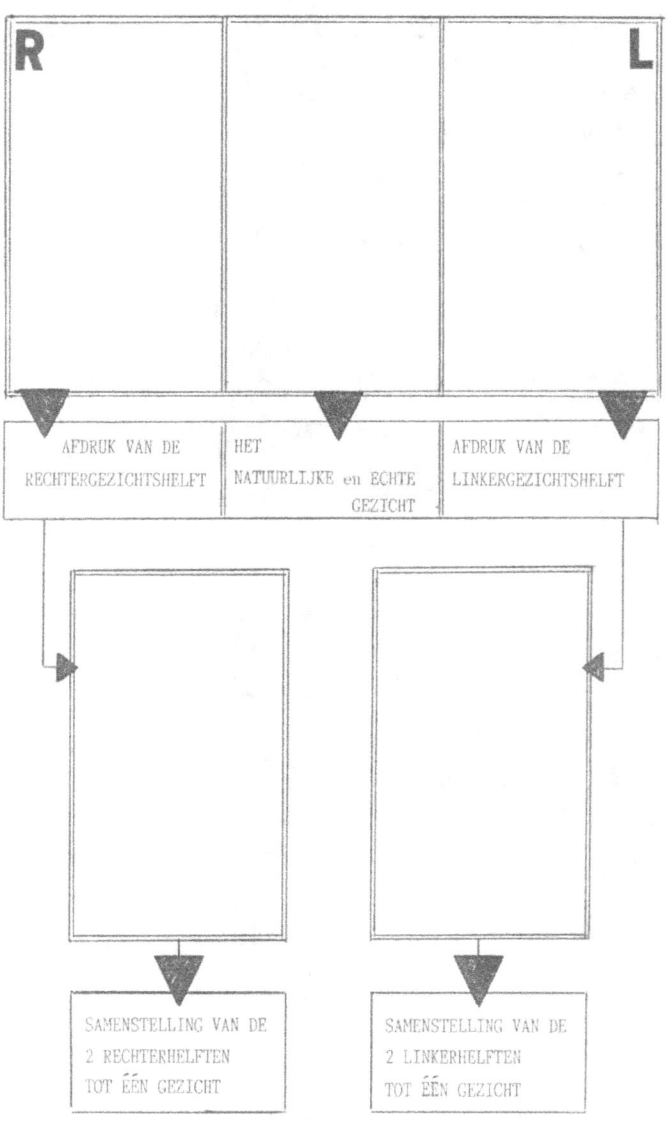

R   L

AFDRUK VAN DE
RECHTERGEZICHTSHELFT

HET
NATUURLIJKE en ECHTE
GEZICHT

AFDRUK VAN DE
LINKERGEZICHTSHELFT

SAMENSTELLING VAN DE
2 RECHTERHELFTEN
TOT ÉÉN GEZICHT

SAMENSTELLING VAN DE
2 LINKERHELFTEN
TOT ÉÉN GEZICHT

Voorbeeld 7:

Doe hetzelfde als in oefening 6 wordt aanbevolen, doch maak géén onderscheid in linker- en rechter-gelaatshelft, maar van de zijkant van de linker- en rechterkant van het gelaat, zoals onderstaand voorbeeld aangeeft:

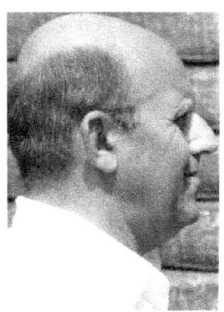 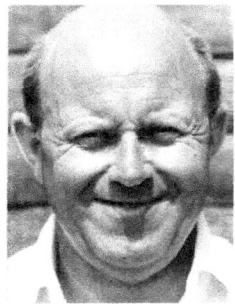 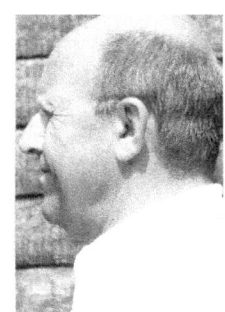

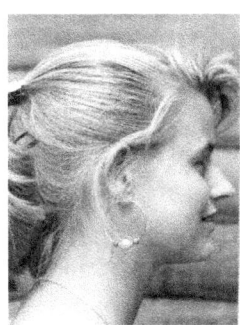 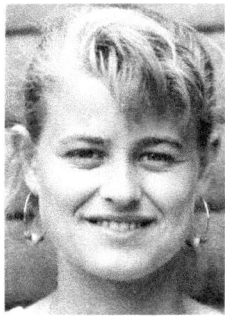 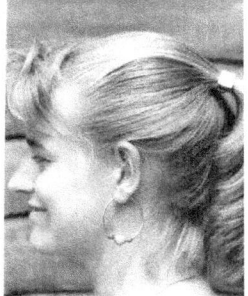

Voorbeeld 1 & 2

R　　　　　　　　　　　　　　　　　　　　L

ZIJAANZICHT VAN DE RECHTERKANT VAN HET GEZICHT	HET NATUURLIJKE of ECHTE GEZICHT	ZIJAANZICHT VAN DE LINKERKANT VAN HET GEZICHT.

112

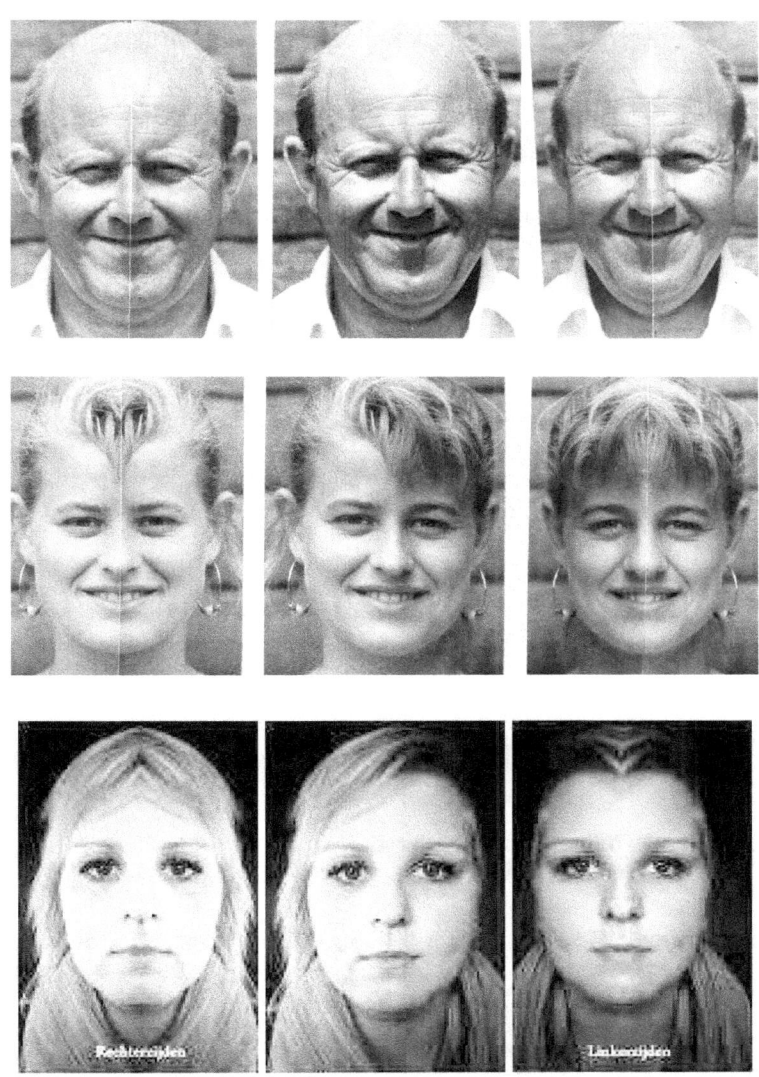

113

Probeer nu ook, zoals de voorbeelden van de vorige pagina,
met eigen gemaakte foto's' onderstaande schema's in te vullen

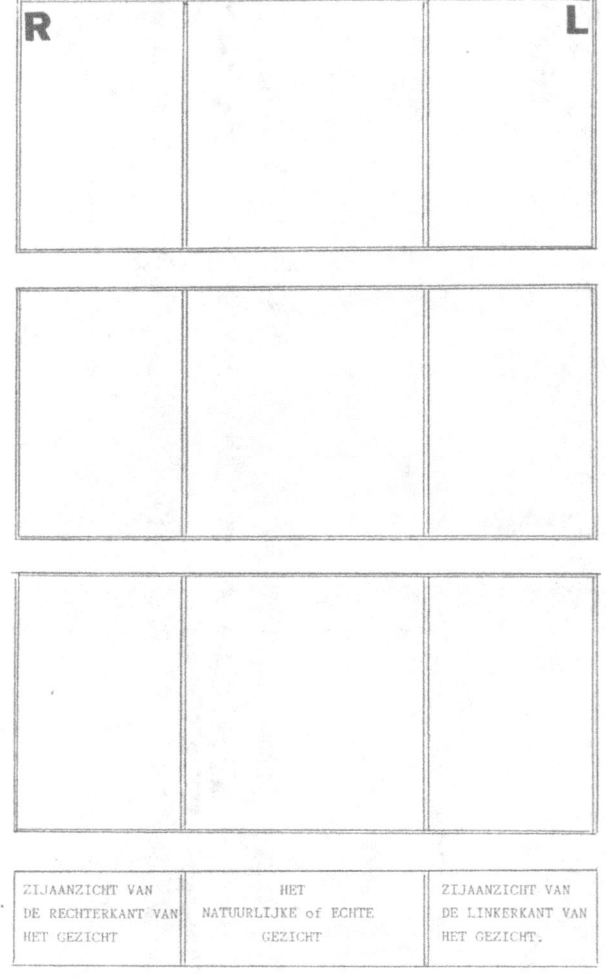

ZIJAANZICHT VAN DE RECHTERKANT VAN HET GEZICHT	HET NATUURLIJKE of ECHTE GEZICHT	ZIJAANZICHT VAN DE LINKERKANT VAN HET GEZICHT.

De laatste oefeningen

Oefening 8

Neem de (pas)foto weer ter hand die je in **oefening 2** op papier hebt uitgewerkt. Deel nu het gelaat in twee helften en probeer nu met je intuïtief beoordelingsvermogen de juiste indrukken weer te geven van:

a. de **rechterzijde** van het gelaat
   (= **persoonlijkheid (= uiterlijk)**
              en
b. de **linkerzijde** van het gelaat
   (= **karakter (= innerlijk)**

Vergelijk dan nu je gegevens met de gegevens van oefening 2. Je zult zien dat wat je ervaart anders is dan de ervaringen tijdens de bestudering bij **oefening 2**. De gegevens van nu dienen dan ook de juiste indruk te geven.

Oefening 9

Neem ook de proef op de som met een aantal bekenden om je heen, zoals bijvoorbeeld de echtgeno(o)t(e), kinderen, ouders, broer(s), zus(ters), vriend(en), vriendin(nen), kennissen, collega's, bekenden en dergelijke.
Bekijk eerst hun (pas)foto. Beide gelaatshelften dienen er goed op te staan (= face-view) en beoordeel dan volgens de juiste richtlijnen hun persoonlijkheids- en karaktereigenschappen.
Gebruik voor afdekken van de gelaatshelften een stukje papier of karton, zodat een juist inzicht en beoordeling van zowel het karakter als de persoonlijkheid kan plaatsvinden.

Mocht je iemands (pas)foto 'behandelen' van de persoon die je in oefening 1 hebt gedaan, vergelijk dan weer de gegevens met elkaar. Verschillen zullen er beslist dan naar voren komen. Bespreek vervolgens met de desbetreffende persoon of je 'waarnemingen' kloppen met de 'werkelijkheid'.

Oefening 10

Neem nu ook een juiste (pas)foto van jezelf (beide gezichtshelften dienen er goed en duidelijk zichtbaar te zijn) en geef deze aan iemand anders en laat hij aan de hand van de twee gezichtshelften je persoonlijkheids- en karakterstructuur bepalen. Na zijn analyse overleg dan of de waargenomen 'gegevens' kloppen of niet. Mochten bepaalde waarnemingen niet in overeenstemming zijn met de werkelijkheid ga dan eens samen na wat 'verkeerd' is en welke 'fouten' zijn gemaakt.

Oefening 11

Neem eens een aantal (pas)foto's van één en dezelfde persoon die in tijd en leeftijd oplopen. De (pas)foto's dienen zodanig te zijn dat beide gelaatshelften duidelijk waarneembaar zijn. Leg deze (pas)foto's onder elkaar opvolgend op leeftijd. Leg dan vervolgens een stuk papier of karton midden over de (pas)foto's heen, zodat de rechter- en linkerhelften gescheiden zijn.
Neem nu eerst de karakterzijde waar en als het goed is zal men tot de ontdekking komen dat de lijnen en uitstraling van het karakter weinig tot niet veranderen. Kijk en waarneem goed. Laat het geheel op je inwerken en maak vervolgens een karakteranalyse.
Neem vervolgens de persoonlijkheidskant (= rechts) onder de loep. Men zal nu tot de ontdekking komen dat de lijnen en uitstralingen bij elke foto steeds veranderen.

Probeer nu aan de hand van die veranderingen er achter te komen wat er zoal heeft plaatsgevonden en maak van de laatste (pas)foto een persoonlijkheidsanalyse.

Probeer nu, om je gegevens te controleren op juistheid, met de desbetreffende persoon na te gaan of je 'waarnemingen' aanvaardbaar zijn en kloppen.

Oefening 12

Oefen nu de opgedane oefenstof eens uit aan de hand van onderstaande foto's:;

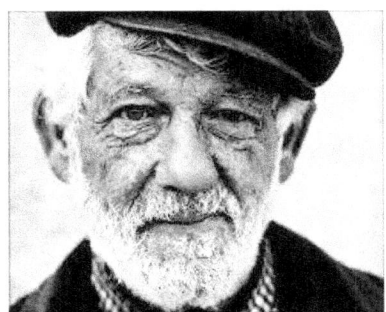 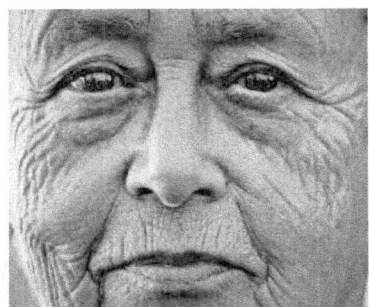

Twee honderdjarige mensen

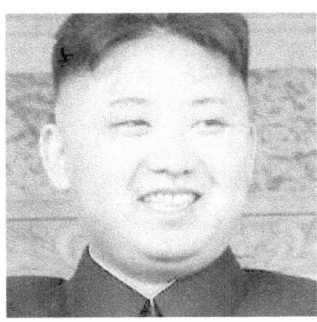 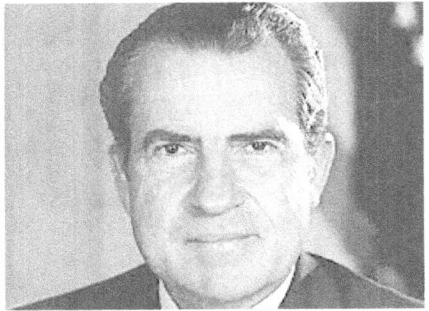

(vorige pagina)
President Kim van Noord-Korea en Nixon

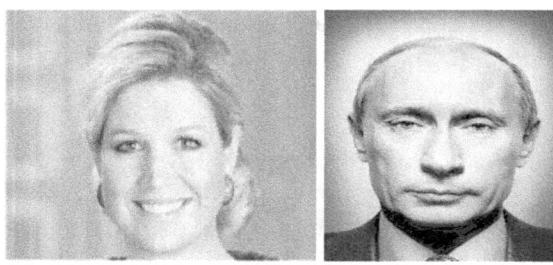

Koningin Maxima en President Poetin

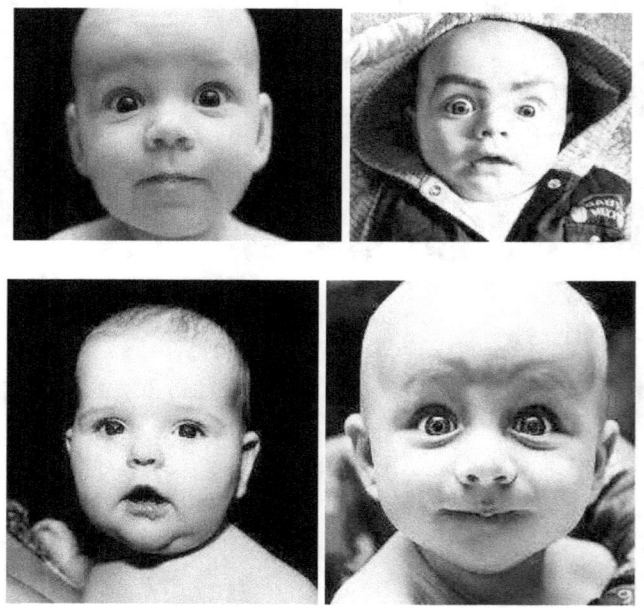

Ook het gelaat van baby's zijn het bestuderen waard

Oefening 13

Zet nu een aantal (face) foto's of pasfoto's van bijvoorbeeld kind, vader, moeder of zusters, broers, opa's, oma's of familie onder elkaar en zet er vervolgens een lijn door het midden, zodat de foto's half kunnen worden bekeken en bekijk vervolgens of je gelijkenissen kunt zien in de karakter- en persoonlijkheidsstructuur.

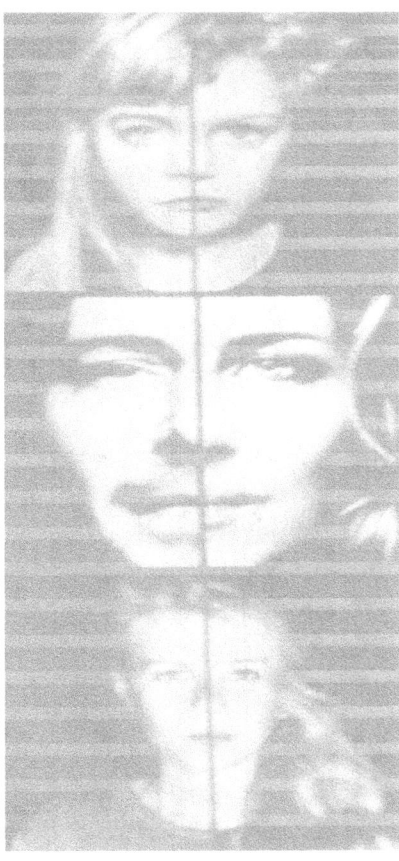

Oefening 14

Een belangrijk fenomeen is het gebruik van 'facelifts'. Ook hier is het mogelijk om de oefenstof uit te proberen en te bekijken of de theorie van **Dr.Waldemar Wolff** klopt.

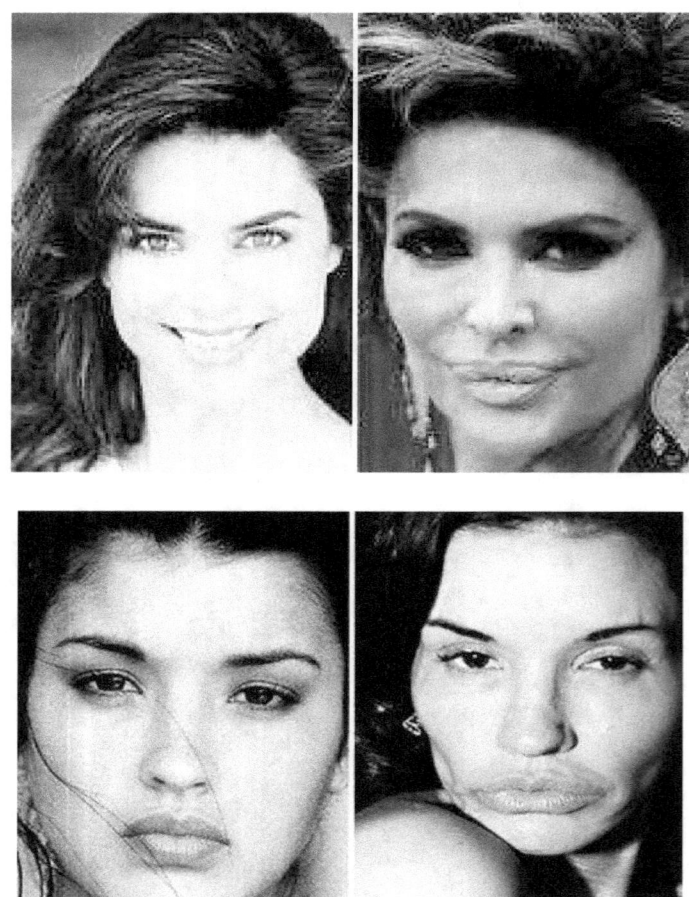

Oefening 15:

Ga eens na aan de hand van de juiste waarneming of de theorie ook geldt voor dierenkoppen. Wie dierenkoppen bestudeert zal tot de ontdekking komen dat ook zij geen symmetrisch 'gelaat' hebben. Misschien kan men ook nagaan of dieren ook een persoonlijkheid en karakter hebben.

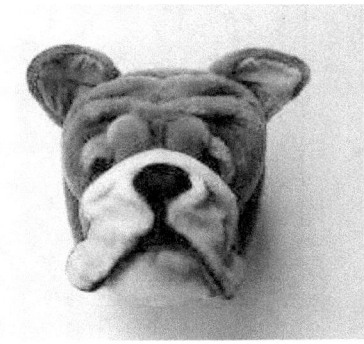 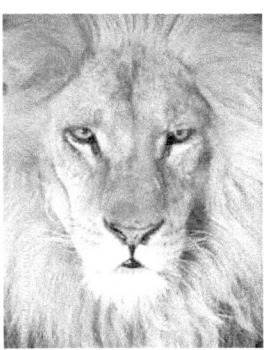

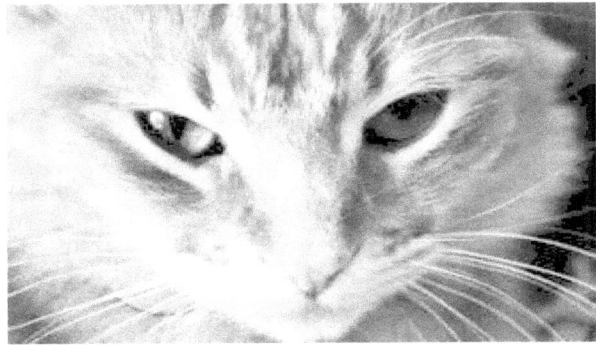

Oefening 16

In de gelaatkunde is het ook interessant om tweelingen te beoordelen of hun karakter en persoonlijkheid gelijk of ongelijk zijn. Het is leuk om dit eens nader te bekijken.

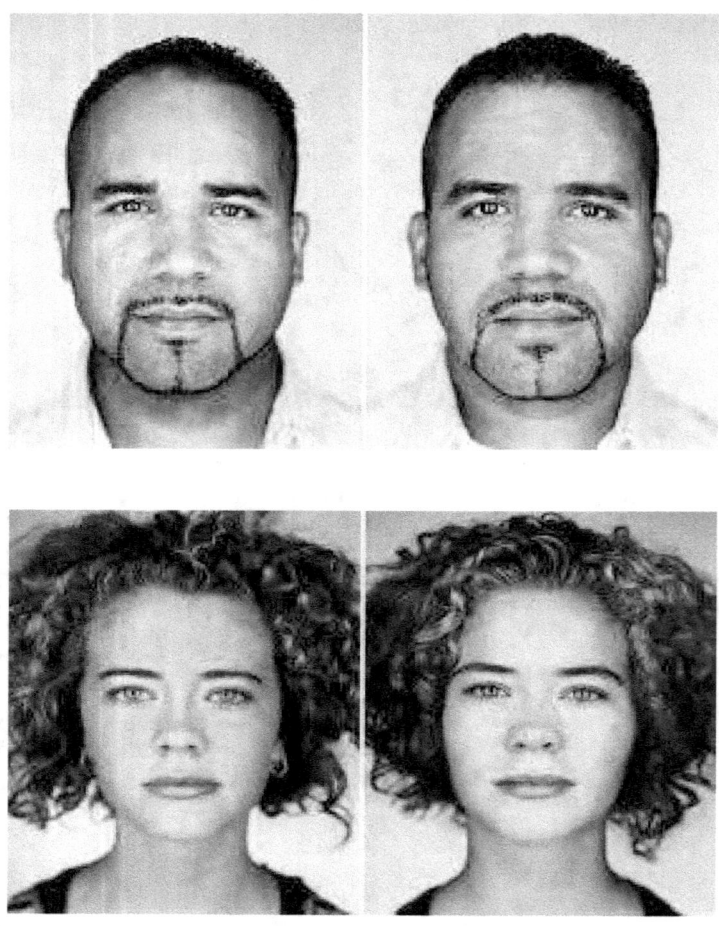

Oefening 17

Misschien is het ook wel eens interessan: om te onderzoeken of mens en dier gelijk zijn wat het gelaat betreft en aan de hand van de oefenstof dit eens uit te pluizen. Dit aan de hand van het gezegde: 'Een dier lijkt op zijn baas of bazin'.

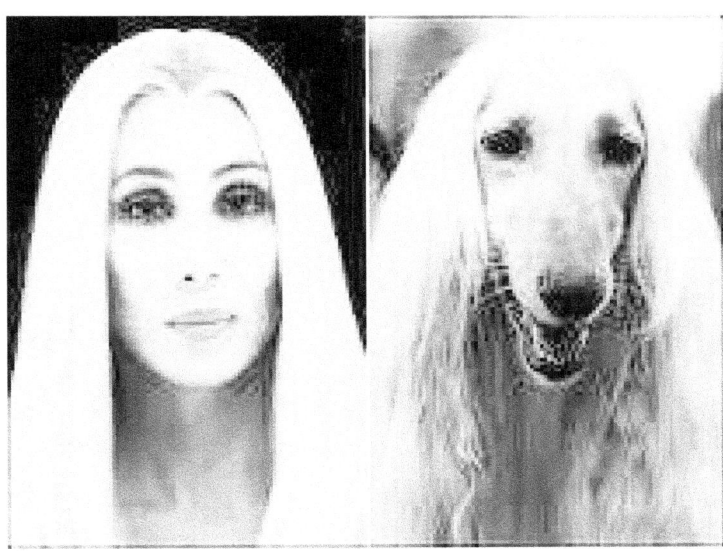

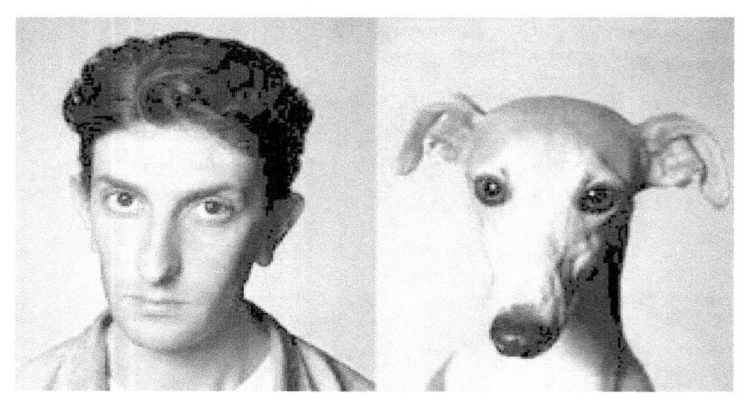

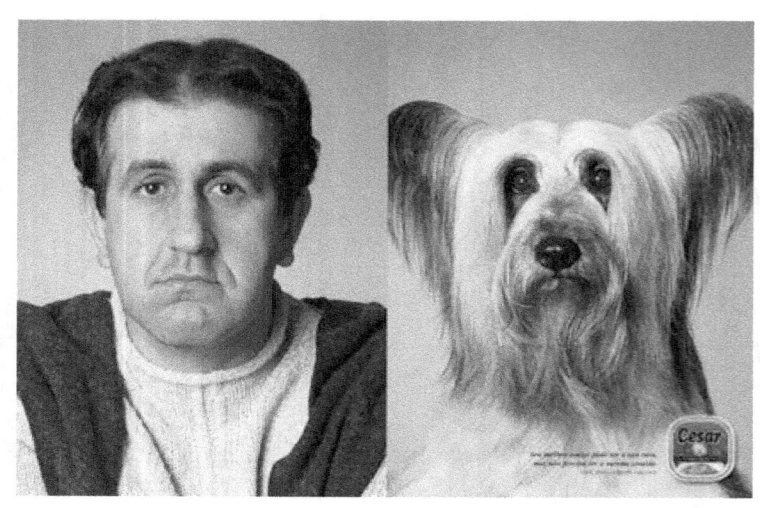

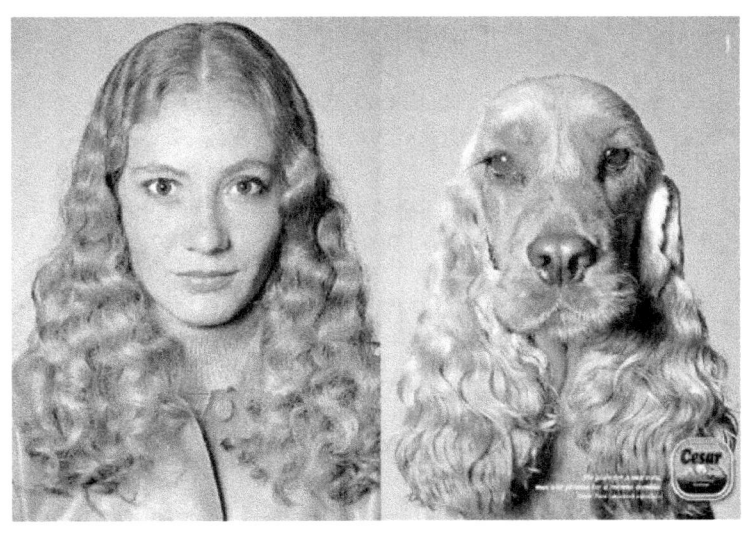

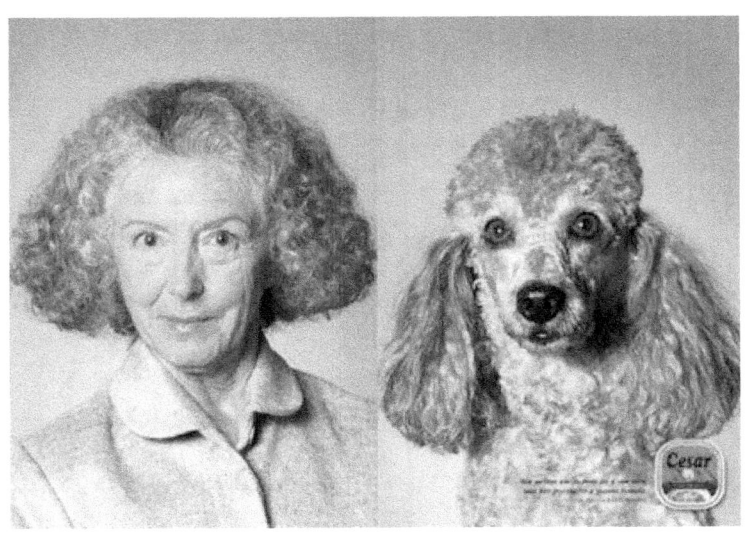

125

HOOFDSTUK 14

SPREEKWOORDEN, CITATEN EN GEZEGDEN BETREFFENDE HET GELAAT

Korte, krachtige uitspraken die een (volks)wijsheid, een collectieve ervaring of morele opvatting weer- geeft. Sommigen zijn met elkaar in tegenspraak. Zo zijn er die aanzetten tot moedig gedrag, en andere juist tot voorzichtigheid. Het zou natuurlijk onbegonnen werk zijn om alle spreekwoorden, citaten en gezegden in dit hoofdstuk te bespreken, vandaar dat ik maar een aantal zal aangeven.

\# Een gezicht trekken als een oorwurm (= erg ontevreden kijken om iets dat gedaan dient te worden ;

\# Een gezicht van oude lappen trekken (= een huilerig gezicht trekken ;

\# Een lang gezicht trekken (= laten merken dat men ontevreden is ;

\# Een vriendelijk gezicht brengt overal licht (= met een vrolijk gezicht weet men vaak meer te bereiken dan met een nors gezicht ;

\# Hou je gezicht ! (= zwijg !) ;

\# Uit iemands aangezicht gesneden zijn (= sterk op iemand lijken) ;

\# Wie zijn neus schendt, schendt zijn aangezicht (= wie zijn goede naam verliest zal in moeilijkheden geraken) ;

\# Zijn gezicht verliezen (= zijn goede eer verliezen) ;

\# In het oog houden (= binnen het gezichtsveld blijven houden) ;

\# In het oog hebben (= binnen het gezichtsveld blijven) ;

\# Een hoofd als een boei krijgen (= een teken van blozen krijgen) ;

126

Een gezicht van haken en ogen krijgen (= er zijn meer problemen dan men op het eerste gezicht zou denken) ;
Het Kaïnsteken op het voorhoofd dragen (= het is aan het gezicht te lezen dat hij crimineel is) ;
Het gezicht bont en blauw slaan (= Het gezicht zo bewerken dat het gezicht blauw-gele vlekken krijgt) ;
Het gezicht spreekt boekdelen (= duidelijk kunnen zien wat het gezicht ons vertelt) ;
Het gezicht in het vizier hebben (= binnen het gezichtsveld zijn) ;
Het masker afleggen (= zijn ware gezicht tonen) ;
Aan het gezicht kent men de mens, aan zijn gelaatstrekken zijn levenswijze ;
De tronie waarmee men geconfronteerd wordt laat de mens zijn ware aard zien ;
Een kenmerk van een gelukkig hart is een vrolijk gezicht ;
Men dient geen lang gezicht te trekken, want dan heeft men meer te scheren ;
Vele mensen nemen voor zich in als ze hun gezicht verliezen ;
Het gezicht van een politcus zal er mettertijd gaan uitzien als zijn eigen loochening ;
Hij is met zijn gezicht in de erwten gevallen (= een pokdalig gezicht hebben) ;
Hij trekt een gezicht alseen bak (= een zuur gezicht trekken) ;
Hij heeft een gezicht als een prent (= een stijf gezicht hebben of trekken) ;
Iemand de tien geboden op zijn gezicht zetten (= iemand vol in het gezicht krabben) ;

HOOFDSTUK 15

(PSEUDO-)WETENSCHAPPEN, DIE OOK MET 'MENSENKENNIS' TE MAKEN KUNNEN HEBBEN

Antropologie
Wetenschap die zich bezighoudt met de mens en zijn natuurlijke eigenschappen

Antropometrie
Antropometrie is toegepaste antropologie. Het woord betekent letterlijk "het meten van mensen" en houdt zich bezig met het vaststellen van afmetingen en verhoudingen van het menselijk lichaam. Het is een studie van menselijke lichamelijke afmetingen op vergelijkende basis.

Chiromantie
Pseudowetenschap die zich bezighoudt met de lijnen van de menselijke hand (= handlijnkunde). Het is het 'aflezen' van lijnen in de hand en het bestuderen van de vorm van de hand om zo bepaalde persoonlijkheids- en karaktereigenschappen te ontdekken.

Chryptoscopie
Levenslessen leren en overdragen als het moet - geef het door en zeg het voort aan mensen aan wie het hoort - wie die kennis in zich zelf wil trekken zal de weg naar het 'Goddelijke' ontdekken want daar ligt een ieders bron waar al het menselijk leven begon.

Demografie
Wetenschap die zich bezighoudt met de opbouw en dynamiek van de bevolking in kwantitatieve zin.

Ecologie

Tak van wetenschap die zich bezighoudt met de studie van de wisselwerking tussen de menselijke samenlevingen en de natuurlijke of door mensen gecreëerde omgeving.

Filosofie

Filosofie of wijsbegeerte is de oudste theoretische discipline die het verlangen en het streven uitdrukt nar kennis en wijsheid. Zij kwam voor het eerst voor in de 6e eeuw voor Christus. Een beoefenaar van de filosofie wordt filosoof of wijsgeer genoemd.

Frenologie

Pseudowetenschap die zich bezighield houdt met de bestudering van de menselijke schedel. Men was of is van oordeel dat aanleg en van karaktereigenschappen bepaald kon of kan worden door uitgroei bepaalde hersendelen, hetgeen zich zou uiten in de vorm van de schedel.

Fysiognomie

Pseudowetenschap die zich bezighoudt met de studie van het menselijk gelaat. Het is een studiemethode bij uitstek om mensen te peilen, zonder een woord met ze te wisselen.

Glassomatie

Pseudowetenschap die zich bezighoudt met de eigenschappen van de menselijke tong (= tongkunde).

Grafologie

Pseudowetenschap die zich bezighoudt met de bestudering van het menselijk handschrift. In hoofdzaak bestudeert men de samenhang tussen het handschrift en de persoonlijkheids- en karakterstructuur.

Hyperkinesie
Wetenschap die zich bezighoudt met de bestudering van niet duidelijke, onwillekeurige, ondoelmatige en overtollige bewegingen van het menselijk lichaam (= overgevoeligheid).

Iriscopie
Pseudowetenschap die zich bezighoudt met de eigenschappen en signalen van het menselijk oog (= oogkunde).

Kinesie
Wetenschap die zich bezighoudt met de 'taal' van het menselijk lichaam, waarbij de zogenaamde 'gebaren', 'signalen' en 'houdingen' een belangrijke rol spelen.

Osteopathie
Wetenschap die zich bezighoudt met afwijkingen en ziekten van het menselijk lichaam.

Podologie
Pseudowetenschap die zich bezighoudt met de eigenschappen en de reflexen van de menselijke voeten (= voetkunde).

Proximitatie
Pseudowetenschap die waarnemingen omtrent het menselijk gedrag registreert wanneer iemand binnendringt in de directe omgeving van het menselijk lichaam.

Psychognomie
Psychognomie is een ontwikkeld systeem van karakteranalyse, gebaseerd op de frenologie (= schedelkunde) uit de negentiende eeuw. Het is de theorie die stelt dat aanleg en karakter bepaald worden door de groei van bepaalde hersendelen.
Het karakter zou dan afgeleid kunnen worden uit de vorm van

de schedel, die bepaalde knobbels zou vertonen.

Theologie
Godgeleerdheid waarbij de centrale plaats van de mens een belangrijke schakel is. De term 'theologie is afkomstig uit de christelijke traditie en wordt daarom overwegend gebruikt voor onderzoek en studie van de geloofsinhoud van het christendom.

Theosofie
Wijsgerige, mystieke leer die ten dele berust op godsdienstige literatuur van de Hindoes, omtrent het wezen van al het bestaande en waarbij het innerlijk beleven van de mens een centrale plaats inneemt.

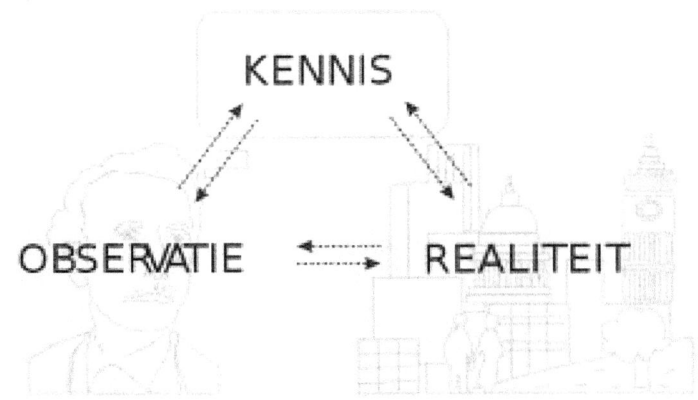

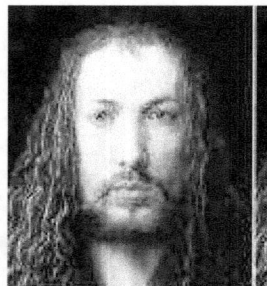 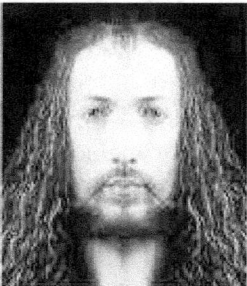 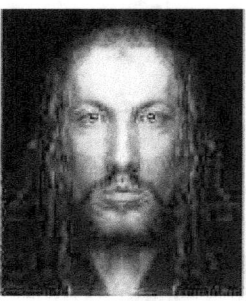

HOOFDSTUK 16

Tot slot .....

Het is toch eigenlijk een wonderlijk gebeuren dat we in staat kunnen zijn uit soms hele kleine signalen, waarvan iemand zich nauwelijks bewust is, een persoonlijkheid en karakter kunnen destilleren en dat die onbewuste verrichte signalen ons meer vertellen dan een gesproken woord.

We weten nu ook dat ons uiterlijk leven zich in onze totale houding, in onze gewoonten en in onze gebaren weerspiegelt en we weten dat, alles wat iemand doet, een oorzaak of achtergrond heeft.

Maar ondanks alle bewuste of onbewuste tekens en gebaren, kunnen we er geen twijfel over laten bestaan, dat in het bijzonder de gelaatstrekken een hoofdrol spelen in onze beoordeling van anderen.

Het gelaat stelt zich niet alleen ons in staat om persoonlijke en kortstondige emoties te herkennen, maar het helpt ons ook te oordelen over meer duurzame en blijvende eigenschappen van het karakter. Hoewel we dat reeds in de vorige hoofdstukken al zagen willen we nogmaals opmerken op te passen voor alle mogelijke 'vergissingen' die bij het beoordelen op ons pad komen.

Ondanks dat we uit (pas)foto's of een geschilderd portret veel informatie kunnen halen over de persoonlijkheid en het karakter blijft een totale observatie van een persoon veel belangrijker. Wij zijn dan in de gelegenheid om te 'kijken' naar veel meer aanwijzingen in lichaamsgebaren en gelaatsexpressies en we zijn dan ook in de gelegenheid dit alles te taxeren in de samenhang waarin we die persoon zien.

Nog belangrijker is het dat we op die manier de gelegenheid hebben om met een desbetreffend persoon te praten over zijn werk, zijn vak, zijn interesses, zijn voorkeur of afkeer voor iets, zijn verwachtingspatroon, zijn waarden, zijn verleden en zijn beeld voor de toekomst. Op die manier kunnen we dus alle 'gegevens', die we met ons beoordelingsvermogen registreren, bij elkaar voegen en kunnen we een verzameling van indrukken opbouwen en waaruit dan het uiteindelijke persoonsbeeld kan ontstaan. Zo'n beeld kan met extra tijd, met ieder gebaar of met ieder extra woord alleen maar groter worden.

We dienen ook in de beoordeling niet te vergeten dat de juistheid wordt bereikt door het belangrijkste in ons beoordelingsvermogen, namelijk onze **intuïtie.**

Onze intuïtie heeft ons gevoelig en sterk reagerend gemaakt op nauwelijks waarneembare signalen welke we ons (vaak) helemaal niet bewust zijn. En zoals we gezien hebben zijn vele van die nauwelijks waarneembare signalen af te lezen in het menselijke gelaat (= gezicht).

Die signalen worden niet door een statisch of vast beeld veroorzaakt en ook niet door detailvormen, maar door actieve (soms ook passieve) bewegende gelaatstrekken, die ons weer vertellen wat we zo nodig dienen te weten.

En nogmaals, het zijn dus beslist niet de details van het gelaat, zoals de grootte van de oren, de stand van de ogen, de dikte van de neus en de omvang van de mond, die ons de allerbelangrijkste en wezenlijke aanwijzingen verschaffen.

Alles bij elkaar genomen zou het eigenlijke beter zijn het bij onze intuïtieve beschouwing te laten en al die in hokjes geplaatste regeltjes over haar, wenkbrauwen, ogen, oren, neuzen, monden, lippen, afmetingen van het gelaat en dergelijke buiten de beoordeling te laten.

Wanneer wij alleen maar op dogmatische stellingen en gevolgtrekkingen zouden vertrouwen, dan zouden we onze menselijke gave van intuïtie te kort doen.

Uiteindelijk is onze intuïtie **hét** mechanisme waarmee wij kunnen meevoelen, meedenken en waarmee wij op de juiste wijze anderen kunnen doorgronden.

Het beoordelen van mensen houdt meer in dan alleen maar het waarnemen en beoordelen; het beoordelen van mensen kan alleen als we ons verbonden voelen met onze medemens.

Heel ons gedrag ten opzichte van anderen is in de meeste gevallen afhankelijk van de wijze waarop wij hen zien en meemaken en waarop wij op hen reageren.

We laten echter onze indrukken, onze waarnemingen en onze oordelen en daardoor ook ons sociaal gedrag maar al te vaak (mis)leiden door de afzonderlijke aspecten van het gelaat omdat we vaak geconfronteerd worden met het probleem gezichten buiten hun natuurlijke samenhang te beoordelen.

Maak daarom bij het beoordelen van anderen gebruik van je natuurlijke beoordelingsvermogen, omdat daar in wezen meer 'gegevens' ter beschikking staan dan wij denken.

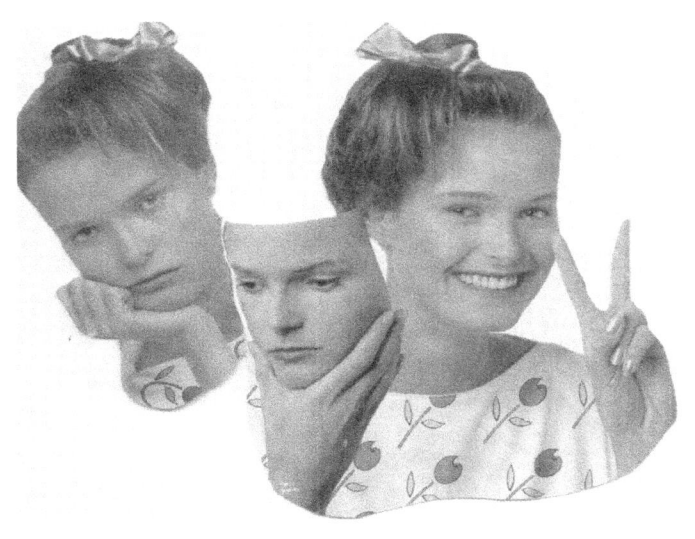

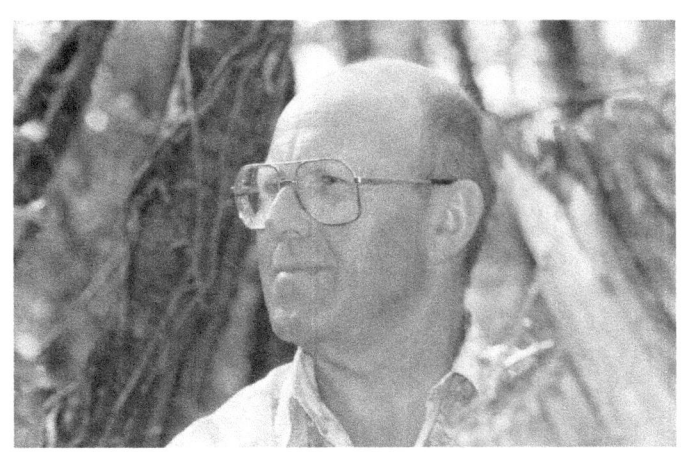

PETER JOH. M. ZUIDWEG

135